Best of Therapie

Mit „Best of Therapie" zeichnet Springer die besten Masterarbeiten aus den Bereichen Ergotherapie, Logopädie und Physiotherapie aus. Inhalte aus den etablierten Bereichen der Therapiewissenschaft, Pädagogik, des Gesundheitsmanagements und der Grundlagenforschung finden hier eine geeignete Plattform. Die mit Bestnote ausgezeichneten Arbeiten wurden durch Gutachter empfohlen und behandeln aktuelle Themen rund um die Therapiewissenschaften im Gesundheitswesen.

Die Reihe wendet sich an Praktiker und Wissenschaftler gleichermaßen und soll insbesondere auch Nachwuchswissenschaftlern Orientierung geben.

Antje Krüger

Supervision in der klinisch-praktischen Logopädieausbildung

Entwicklung eines Supervisionskonzeptes zur Kompetenzentwicklung

Mit einem Geleitwort von
Univ.-Prof. Dr. med. Christopher Bohr

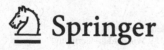 Springer

Antje Krüger
Erlangen, Deutschland

Best of Therapie
ISBN 978-3-658-16761-5   ISBN 978-3-658-16762-2   (eBook)
DOI 10.1007/978-3-658-16762-2

Die Deutsche Nationalbibliothek verzeichnet diese Publikation in der Deutschen Nationalbiblio-
grafie; detaillierte bibliografische Daten sind im Internet über http://dnb.d-nb.de abrufbar.

Gedruckt auf säurefreiem und chlorfrei gebleichtem Papier

Springer ist Teil von Springer Nature
Die eingetragene Gesellschaft ist Springer Fachmedien Wiesbaden GmbH
Die Anschrift der Gesellschaft ist: Abraham-Lincoln-Str. 46, 65189 Wiesbaden, Germany

Geleitwort

Der Studiengang Logopädie an der Medizinischen Fakultät der Friedrich-Alexander-Universität Erlangen-Nürnberg wurde nach der Modellklausel im Jahr 2011 eingerichtet. Diese Modellklausel wurde vom Deutschen Bundestag im Jahr 2009 eingeführt und hat zum Ziel, die Akademisierung der Gesundheitsfachberufe in Deutschland voranzutreiben. Im Zuge der Umwandlung der Berufsfachschule für Logopädie in Erlangen in einen Studiengang, hat Frau Krüger ein Masterstudium in im Fachbereich Erwachsenenbildung absolviert, in deren Rahmen die vorliegende Arbeit entstanden ist. In der sehr gut gegliederten und verständlich dargestellten, sowie methodisch einwandfreien Arbeit, greift sie ein Thema auf, dass in der bildungspolitischen Diskussion zum Erhalt der hohen Qualität der klinisch praktischen Logopädieausbildung beitragen soll. Die Arbeit stellt ein Konzept der Ausbildungssupervision vor, welches die theoretischen Ausbildungsinhalte mit den Ausbildungszielen der klinisch-praktischen Ausbildung in Einklang bringt. Die Arbeit beschäftigt sich mit folgenden Fragestellungen:

- ■ Wie kann das Kompetenzprofil der Logopädie als Grundlage für die Kompetenzentwicklung genutzt werden?
- ■ Welche Kompetenzen werden in der klinisch-praktischen Ausbildung entwickelt?
- ■ Wie lässt sich ein theoretisches Kompetenzentwicklungsmodell, das die unterschiedlich zu entwickelnden Kompetenzen berücksichtigt, auf die klinisch-praktische Ausbildung übertragen?
- ■ Wie kann die klinisch-praktische Kompetenzentwicklung in den didaktischen Lehr-/Lernarrangements im Studium der Logopädie realisiert werden?

Es gelingt, diese Fragestellungen sehr umfassend und äußerst wissenschaftlich fundiert zu beantworten. Die Arbeit macht deutlich, dass das Kompetenzprofil der Logopädie die grundsätzliche Basis der gesamten Kompetenzentwicklung ist und dass insbesondere die Entwicklung der emotionalen Kompetenz, neben der Aneignung von fachlichem Wissen, eine besondere Herausforderung darstellt. Darüber hinaus wird herausgearbeitet, dass die Ausbildungssupervision ein wichtiges Lehrinstrument ist, welches sich durch eine gezielte Verzahnung von Theorie und Praxis auszeichnet. So kann im Rahmen einer gezielten Ausbildungssupervision die klinisch-praktische Kompetenzentwicklung besonders gut gewährleistet werden.

Es ist in überragender Weise gelungen, einen wesentlichen Bestandteil der logopädischen Ausbildung wissenschaftlich zu betrachten und die verschiedenen
Facetten der Kompetenzentwicklung strukturiert darzustellen. Die Arbeit leistete
zur Weiterentwicklung der klinisch-praktischen Ausbildung an Hochschule einen äußerst wichtigen Beitrag, der sich bestens auch auf andere Studiengänge im
Gesundheitswesen übertragen lässt.

Univ.-Prof. Dr. med. Christopher Bohr
Hals-Nasen-Ohren-Klinik, Kopf- und Halschirurgie
Universität Erlangen-Nürnberg
Waldstr. 14
91054 Erlangen

Email: Christopher.Bohr@uk-erlangen.de
http://www.hno-klinik.uk-erlangen.de

Danksagung

Mein Dank gilt allen Studierenden, allen Schülerinnen und Schülern, die mich in meiner langen beruflichen Tätigkeit begeistert, gefordert, hinterfragt und irritiert haben, die mit mir diskutiert haben und die mir das Gefühl gaben, zur passenden Zeit am richtigem Ort zu sein. Diese Arbeit wäre ohne sie nie entstanden.

Mein Dank gilt meinen Kolleginnen und meinem Kollegen, die mich in der Zeit unterstützt und immer wieder motiviert haben.

Mein Dank gilt Herrn Prof. Wolfgang Müller-Commichau, der mir durch ein einfühlsames, forderndes und ermutigendes Gespräch verdeutlichen konnte, worin meine Kompetenzen liegen, und dass ich mehr kann als ich sehe.

Im Besonderen möchte ich Birgit, für ihre unermüdliche neugierige Geduld, ihre vielen inhaltlichen und strukturellen Impulse und ihren Glauben an meine Fähigkeiten danken. Letztlich gilt mein Dank meiner Familie, die mir immer wieder Mut zugesprochen und sich um mein leibliches Wohl gesorgt hat; meiner Tochter, die anfing zu studieren, als ich meine Masterurkunde in den Händen hielt.

Nürnberg   Antje Krüger

Inhaltsverzeichnis

Abbildungsverzeichnis

Abkürzungsverzeichnis

BDSL	Bundesverband deutscher Schulen für Logopädie
bzw.	beziehungsweise
CPLOL	Comité Permanent de Liaison des Orthophonistes/Logopèdes de l'Union Européenne
dbl	Deutscher Berufsverband für Logopädie
DGSv	Deutsche Gesellschaft für Supervision e.V.
d. h.	das heißt
DQR	Deutscher Qualifikationsrahmen
ECTS	European Credit Transfer and Accumulation System
EQR	Europäischer Qualifikationsrahmen
ebd.	ebenda
et al.	und andere (et alii)
etc.	et cetera
FQR-ThGFB	Fachqualifikationsrahmen der therapeutischen Gesundheitsfachberufe
ggf.	gegebenenfalls
herv. i. O.	hervorgehoben im Original
Hrsg.	Herausgeber
HVG	Hochschulverbund Gesundheitsfachberufe
i.d.R.	in der Regel
Jg.	Jahrgang
LogAPrO	Ausbildungs- und Prüfungsordnung für Logopäden
LogopG	Gesetz über den Beruf des Logopäden
NetQues	Network for Tuning Standards and Quality of Education programmes in Speech and Language Therapy / Logopaedics across Europe
o. S.	ohne Seitenangabe
S.	Seite
StPO/Logo	Studien- und Prüfungsordnung für den Bachelorstudiengang Logopädie der Medizinischen Fakultät an der Universität Erlangen – Nürnberg
TA	Transaktionsanalyse

TZI	Themenzentrierte Interaktion
u. a.	unter anderem
UE	Unterrichtseinheiten
v. a.	vor allem
vgl.	vergleiche
z. B.	zum Beispiel
zit. n.	zitiert nach

1 Fragestellung und Hinführung zum Thema

In den letzten Jahren hat sich ein Paradigmenwechsel im Bildungswesen der Gesundheitsfachberufe im Allgemeinen und in der Logopädie im Besonderen vollzogen. Dies ist bedingt durch die aktuelle Weiterentwicklung im Bildungsbereich wie auch die Veränderung in der Patientenversorgung.

Die Logopädieausbildung[1] selbst ist durch das seit 1980 bestehende Berufsgesetz (Gesetz über den Beruf des Logopäden (LogopG)) und das Ausbildungscurriculum geregelt. In diesem werden die Dauer, der Umfang, die institutionelle Verortung sowie die Lerninhalte beschrieben (vgl. Ständige Konferenz der Logopädenlehranstaltsleitungen & Fachtagung der Lehrlogopäden 1993). Das 2014 vorgelegte „Kompetenzprofil für die Logopädie" (Rausch et al. 2014) trägt dem kompetenzorientierten Bildungsgedanken Rechnung. In ihm wird das Leistungsvermögen und die Leistungsbereitschaft beschrieben, welche als Lernergebnis bei Abschluss einer Qualifikation mit Hilfe der Taxonomie des Deutschen Qualifikationsrahmens (DQR) zu erwarten sind (vgl. Rausch et al. 2014, S. 5). Da Bildungsgänge in Zukunft durch Outputs bzw. Outcomes charakterisiert sind, sollten in der Logopädieausbildung die Kompetenzorientierung und die Kompetenzentwicklung berücksichtigt werden. Die Förderung der Entwicklung klinisch-praktischer Kompetenzen der Studierenden in der Logopädieausbildung durch die Verbindung der Vermittlung von Fachkompetenz und Personalkompetenz, wie es auch im DQR gefordert wird, stellt eine besondere Herausforderung dar.

Die im Rahmen der Berufschulfachausbildung bestehende gesetzlich vorgeschriebene klinisch-praktische Ausbildung droht im Zuge der Ansiedlung der Gesundheitsfachberufe an den Hochschulen ihre Notwendigkeit, ihr Potenzial, ihre Berechtigung und ihren Stellenwert zu verlieren. Es besteht die Gefahr, dass die theoretischen Ausbildungsinhalte nur der Fachlogik der beteiligten Wissenschaften folgen. Sie sollten jedoch mit den Ausbildungszielen der klinisch-praktischen Ausbildung in Einklang gebracht werden (vgl. Dielmann 2013, S. 10). 2009 forderte die Ständige Vertretung der Logopäden in der EU, das Comité Permanent de Liaison des Orthophonistes/Logopèdes de l'Union Européenne (CPLOL), dass die klinisch-praktische Logopädieausbildung unter keinen Umständen durch ein theoretisches Studium oder externe Praktika ersetzt werden

---

[1] Der Begriff Ausbildung ist hier sehr allgemein gefasst und gilt auch für eine hochschulische Ausbildung, d. h. Studium.

könne (vgl. CPLOL 2009). Diese Forderung setzt eine wissenschaftlich fundierte, strukturierte, individuelle, kompetenzorientierte, praktische Ausbildung mit einer Beschreibung der zu vermittelnden Kompetenzen und wissenschaftlich nachgewiesenen Methoden voraus.

Ich selber bin seit vielen Jahren in der Lehre als Lehrlogopädin, erst an einer Berufsfachschule und seit wenigen Jahren an einem Bachelorstudiengang für Logopädie (Modellstudiengang) an einer medizinischen Fakultät in Bayern tätig. Ich habe die bildungspolitische Entwicklung dieses Berufes verfolgt und in Bayern mitgestaltet. Die klinisch-praktische Ausbildung sehe ich in ihrer Form als eine Enklave in der Bildungslandschaft. Sie bietet eine individuelle, persönlichkeits- und entwicklungsorientierte Begleitung im Professionalisierungs- und Rollenfindungsprozess einer werdenden Logopädin. Sie bereitet auf die Berufstätigkeit vor und regt die Selbstreflexion im Sinne der Qualitätssicherung an. Im Rahmen der Akademisierung der Gesundheitsfachberufe und im Besonderen in der Logopädie sehe ich die Gefahr, dass dieses „Herzstück" der Logopädieausbildung, die klinisch-praktische Ausbildung, in der Zukunft an der Hochschule keinen Bestand haben könnte. Die Gründe könnten im dem hohen personellen und finanziellen Aufwand und in den noch fehlenden wissenschaftlich basierten, hochschuldidaktischen Konzepten, Modellen und Methoden liegen.

Diese Beobachtungen haben mich dazu veranlasst, ein Ausbildungssupervisionskonzept zur Kompetenzentwicklung angehender Logopädinnen zu entwickeln, da (Ausbildungs)-Supervision im Rahmen der klinisch-praktischen Ausbildung Lerneffekte im Theorie-Praxis-Transfer, im persönlichen Prozess der Verberuflichung und im therapeutisch-reflexiven Handeln ermöglichen kann. Supervision kann somit die beiden Paradigmen Instruktion und Reflexion, Selbsterfahrung miteinander verbinden.

Ausgehend von diesen Überlegungen entstand die Frage: Wie kann die Ausbildungssupervision die klinisch-praktische Kompetenzentwicklung in der Logopädieausbildung, wie sie im Kompetenzprofil für die Logopädie beschrieben ist, begleiten?

Mit einer möglichen Antwort auf diese Frage beschäftigt sich die vorliegende Arbeit. Zunächst werden in Kapitel 2 die bestehenden gesetzlichen und bildungsrelevanten Grundlagen der Logopädieausbildung erläutert und begründet, warum im Weiteren auf das Kompetenzprofil für die Logopädie Bezug genommen wird. Im Kapitel 3 werden die theoretischen Grundlagen zum Kompetenzbegriff, zur Kompetenzentwicklung und zum Kompetenzentwicklungsprozess beschrieben und ein Zusammenhang zum Kompetenzprofil für die Logopädie und der klinisch-praktischen Logopädieausbildung hergestellt. Das Kapitel 4 stellt die Besonderheiten der Supervision und der Supervisionskonzepte im Rahmen einer

Ausbildung dar und fasst zusammen, welche Aspekte in einer Ausbildungssupervision im Rahmen der klinisch-praktischen Logopädenausbildung wichtig sind. Des Weiteren wird ein Zusammenhang zwischen Ausbildungssupervision und Kompetenzentwicklung hergestellt. Im Kapitel 5 wird ein Ausbildungssupervisionskonzept für die klinisch-praktische Logopädieausbildung (Ausbildungssupervision+) eingeführt und in Form eines Theorie-Praxis-Transfers entwickelt. Hier wird im Besonderen auf die Grundlagen, die konkreten Bedingungen eingegangen und das Ausbildungssupervisionskonzept aus Erlangen (AusbildungssupervisionER) vorgestellt. Abschließend wird in dem Kapitel auf die Grenzen der Ausbildungssupervision+ eingegangen sowie der Bezug zur Kompetenzentwicklung noch mal zusammengefasst. Im abschließenden Kapitel 6 wird im Rahmen eines Fazits eine Antwort auf die gestellte Fragestellung formuliert und ein Ausblick auf weitere Forschungsfragen gegeben.

Methodisch beruhen die Kapitel 2 – 4 auf einer Literaturrecherche, das Kapitel 5 baut auf die Theorien und Erkenntnisse der Literaturrecherche auf und bezieht Erfahrungswissen aus der Praxis mit ein.

2 Grundlagen der Logopädieausbildung

Die Ausbildung zur Logopädin ist bundesgesetzlich geregelt. Sie ist über das Gesetz über den Beruf des Logopäden (LogopG) und die Ausbildungs- und Prüfungsordnung (LogAPrO) festgelegt. Mit erfolgreichem Abschluss der Ausbildung wird gemäß § 1 LogopG die Erteilung der Berufserlaubnis ausgesprochen und die Berechtigung erworben, die Berufsbezeichnung „Logopäde" / „Logopädin" zu führen (vgl. § 1 Abs. 1 LogopG). Bis zur Einführung der Modellklausel 2009 erfolgte die grundständige Logopädieausbildung allein an staatlich anerkannten Berufsfachschulen. Die Modellklausel wurde 2009 in das seit 1980 bestehende Gesetz über den Beruf des Logopäden (LogopG) eingefügt und erlaubt den Bundesländern, probeweise die logopädische Ausbildung an Hochschulen anzugliedern. Derzeit gibt es in Deutschland sechs primärqualifizierende Logopädiestudiengänge gemäß dem LogopG und der Umsetzung der Modellklausel von 2009. Der Studienabschluss erfolgt mit dem staatlichen Examen und dem Erwerb des Bachelorgrades (vgl. dbl 2014, o. S.). Bei diesen Studiengängen darf von der LogAPrO im Bereich der theoretischen Ausbildungsinhalte, nicht aber im Bereich der klinisch-praktischen Ausbildung abgewichen werden. Die klinisch-praktische Ausbildung muss in den Modellstudiengängen so umgesetzt werden, wie es die LogAPrO vorschreibt (vgl. Hoffschildt 2013, S. 7).

Im Folgenden werden wesentliche historische Bezüge der Logopädieausbildung herausgestellt und gesetzlich bestehende Fakten skizziert, die die Basis für die Umsetzung der klinisch-praktischen Ausbildung und des Kompetenzprofils für die Logopädie darstellen.

2.1 Rahmenbedingungen für die Logopädieausbildung

Die seit 1980 bestehende **Ausbildungs- und Prüfungsordnung (LogAPrO)** schreibt den Umfang und den Inhalt der klinisch-praktischen Logopädieausbildung fest. Sie schreibt 2100 Unterrichtseinheiten (UE)[1] praktische Ausbildung vor. Dabei setzt sich die praktische Ausbildung zusammen aus:

- Praxis der Logopädie (1520 UE),
- Praxis in Zusammenarbeit mit anderen Gebieten (240 UE),

---

[1] Eine UE entspricht 45 min

■ Hospitationen in phoniatrischen, logopädischen und anderen Einrichtungen (340 UE) (vgl. Anlage 2 (zu § 1 Abs. 1) LogAPrO).

Die Praxis der Logopädie wird unterteilt in „Übungen zur Befunderhebung", „Übungen zur Therapieplanung" und „Therapie unter fachlicher Aufsicht und Anleitung" (vgl. Anlage 2 (zu § 1 Abs. 1) LogAPrO. Therapie unter fachlicher Anleitung und Aufsicht der Lehrenden bedeutet, dass die Studierenden „reale" Patienten behandeln, d. h. in unmittelbarem Patientenkontakt mit logopädischen Störungsbildern stehen. Die LogAPrO definiert nicht wie viele logopädische Therapien die Studierenden unter fachlicher Anleitung und Aufsicht mit unmittelbarem Patientenkontakt durchführen müssen. (vgl. Krüger et al. 2013, S. 6).

In Bayern spezifiziert der dort geltende Lehrplan die Anzahl der durchzuführenden logopädischen Therapien auf 200 logopädische Therapieeinheiten unter fachlicher Anleitung und Aufsicht der Lehrenden. Diese 200 Therapieeinheiten werden aufgeteilt in 100 logopädische Therapien mit unmittelbarem Patientenkontakt und 100 Co-Therapien (vgl. Bayerisches Staatsministerium für Unterricht und Kultus 2000, S. 183). Die Co-Therapeutin[2] unterstützt die Therapeutin[3] bei der Planung und Vorbereitung des Therapieprozesses.

Seit einigen Jahren zeichnet sich in der Bildungsdiskussion ein Perspektivenwechsel ab. Es geht darum die Lehre so auszurichten, dass das Lernen, also der Erwerb von Wissen, Fähigkeiten, Fertigkeiten und Kompetenzen im Mittelpunkt steht. 2008 legten das Europäische Parlament/Rat und die Europäische Kommission in diesem Zusammenhang den **Europäischen Qualifikationsrahmen (EQR)** vor. Zentraler Aspekt ist die Kompetenzorientierung der Inhalte von Ausbildungs- und Studiengängen. Im Zusammenhang mit dem Versuch, Qualifikationen und Kompetenzen vergleichbar zu machen und der Durchsetzung des Konzepts vom lebenslangen Lernen, spielt der EQR eine zunehmend wichtiger werdende Rolle (vgl. Europäischer Parlament/Rat 2008).

Ziel des EQR ist es, „einen gemeinsamen Bezugsrahmen für Transparenz und Anerkennung von Qualifikationen in den Bereichen der allgemeinen und hochschulischen Bildung zu schaffen" (Esser 2013, S. 322). Der EQR definiert acht Bildungsniveaus, die das gesamte Spektrum von Bildungsergebnissen abdecken. Jedes Niveau wird durch drei <u>Deskriptoren</u>, die auch Kategorien oder Lern-

---

[2] Als Co-Therapeutin wird im Weiteren die Studierende der Logopädie in Ausbildung bezeichnet, die die Therapeutin in der Vor- und Nachbereitung der logopädischen Therapie im Rahmen der Ausbildung unterstützt.

[3] Als Therapeutin wird im Weiteren die Studierende der Logopädie in Ausbildung bezeichnet, die eine logopädische Therapie im Rahmen ihrer Ausbildung durchführt.

| Kenntnisse | Fertigkeiten | Kompetenzen |

Abbildung 1: Teilkompetenzen im EQR (Quelle: DQR Handbuch 2013, S. 13)

ergebniskategorien (learning outcomes) genannt werden, beschrieben. Dies sind: Kenntnisse, Fertigkeiten und Kompetenzen. (siehe Abbildung 1)

„Das sind die Schlüsselbegriffe des EQR. Aus ihnen setzen sich die Lernergebnisse zusammen, anhand derer die acht Niveaus des EQR beschrieben werden" (BIBB 2009, o. S.).

Kenntnisse sind das Ergebnis der Verarbeitung von Informationen durch Lernen. Sie bezeichnen die Gesamtheit der Fakten, Grundsätze, Theorien und Praxis in einem Arbeits- oder Lernbereich. Im EQR werden Kenntnisse als Theorie- und/oder Faktenwissen beschrieben (vgl. B-L-KS DQR 2013, S. 13).

Fertigkeiten werden im EQR beschrieben als die Fähigkeit, Kenntnisse anzuwenden und Know-how einzusetzen, um Aufgaben auszuführen und Probleme zu lösen. Im EQR werden Fertigkeiten als kognitive Fertigkeiten (logisches, intuitives und kreatives Denken) und praktische Fertigkeiten (Geschicklichkeit und Verwendung von Methoden, Materialien, Werkzeugen und Instrumenten) dargestellt (vgl. B-L-KS DQR 2013, S. 13).

Kompetenz ist im EQR die nachgewiesene Fähigkeit, Kenntnisse, Fertigkeiten sowie persönliche, soziale und methodische Fähigkeiten in Arbeits- oder Lernsituationen und für die berufliche und/oder persönliche Entwicklung zu nutzen. Im EQR wird Kompetenz im Sinne der Übernahme von Verantwortung und Selbstständigkeit beschrieben (vgl. B-L-KS DQR 2013, S. 13).

Um die nationalen Besonderheiten der unterschiedlichen europäischen Bildungssysteme gebührend zu berücksichtigen, wurden die Mitgliedstaaten aufgefordert, nationale Qualifikationsrahmen zu erarbeiten. In Deutschland haben Bund und Länder 2012 einen **Deutschen Qualifikationsrahmen für lebenslanges Lernen (DQR)** vorgelegt. Der DQR weist acht Niveaus auf, die denjenigen des EQRs zugeordnet werden können. Um die Besonderheiten des deutschen Bildungssystems zu berücksichtigen sind die DQR-Niveaus anders strukturiert als die EQR-Niveaus. Für die Charakterisierung wurde auf eine größere Zahl an Deskriptoren / Kategorien zurückgegriffen (vgl. B-L-KS DQR 2013, S. 12). Der DQR beschreibt die Kompetenzkategorien Fachkompetenz und Personale Kompetenz, die jeweils wieder unterteilt und in Subkategorien eingeordnet werden (Vier-Säulen-Struktur). (siehe Abbildung 2)

Fachkompetenz		Personale Kompetenz	
Fachwissen	Fertigkeiten	Sozialkompetenz	Selbstständigkeit
Differenziert nach den Subkategorien....:.			
Tiefe und Breite	Instrumentelle und systemische Fertigkeiten, Beurteilungsfähigkeit	Team- / Führungsfähigkeit, Mitgestaltung und Kommunikation	Eigenständigkeit / Verantwortung, Reflexivität und Lernkompetenz

Abbildung 2: Teilkompetenzen im DQR, Vier-Säulen-Struktur modifiziert (Quelle: DQR Handbuch 2013, S. 14)

Fachkompetenz beschreibt die Fähigkeit und Bereitschaft, Aufgaben und Problemstellungen eigenständig, fachlich angemessen, methodengeleitet zu bearbeiten und das Ergebnis zu beurteilen. Sie wird unterteilt in „Wissen" und „Fertigkeiten".

Wissen wird beschrieben als die Gesamtheit der Fakten, Grundsätze, Theorien und Praxis in einem Lern- oder Arbeitsbereich, als Ergebnis von Lernen und Verstehen. Der Begriff Wissen wird synonym zu „Kenntnisse" verwendet. Der DQR differenziert weiterhin Wissen in die Subkategorien: „Tiefe" und „Breite". Tiefe bezeichnet den Grad der Durchdringung eines Bereichs des allgemeinen, beruflichen oder wissenschaftlichen Wissens. „Breite" bezieht sich auf die Anzahl von Bereichen des allgemeinen beruflichen oder wissenschaftlichen Wissens, die mit einer Qualifikation verbunden sind.

Fertigkeiten werden im DQR beschrieben als die Fähigkeit, Wissen anzuwenden und Know-how einzusetzen, um Aufgaben auszuführen und Probleme zu lösen. Wie im EQR werden Fertigkeiten als kognitive Fertigkeiten (logisches, intuitives und kreatives Denken) und als praktische Fertigkeiten (Geschicklichkeit und Verwendung von Methoden, u. a.) beschrieben. In der differenzierten subkategorialen Beschreibung verweist der DQR auf „Instrumentelle-" und „Systemische Fertigkeiten" sowie auf die „Beurteilungsfähigkeit". Instrumentelle Fertigkeiten sind Fertigkeiten der Anwendung, sei es von Ideen, Theorien, Methoden oder Hilfsmitteln. Systemische Fertigkeiten sind auf die Generierung von Neuem gerichtet. Sie setzen instrumentale Fertigkeiten voraus und erfordern die Einschätzung von und den adäquaten Umgang mit komplexen Zusammenhängen. Die Beurteilungsfähigkeit ist die Fähigkeit, Lern- oder Arbeitsprozesse und ihre Ergebnisse mit relevanten Maßstäben zu vergleichen und auf dieser Grundlage zu bewerten. (vgl. B-L-KS DQR 2013, S. 14ff)

Personale Kompetenz – auch Personale/Humankompetenz – bezeichnet die Fähigkeit und Bereitschaft, sich weiterzuentwickeln und das eigene Leben eigenständig und verantwortlich im jeweiligen sozialen, kulturellen bzw. beruflichen Kontext zu gestalten. Sie wird unterteilt in Sozialkompetenz und Selbstständigkeit.

Der erste Bereich, die **Sozialkompetenz,** beschreibt die Fähigkeit und Bereitschaft, zielorientiert mit anderen zusammenzuarbeiten, Interessen und soziale Situationen anderer zu erfassen, sich mit anderen rational und verantwortungsbewusst auseinanderzusetzen und zu verständigen, sowie die Arbeits- und Lebenswelt mitzugestalten. Im DQR ergeben sich daraus folgende Subkategorien: Teamfähigkeit, Führungsfähigkeit, Mitgestaltung und Kommunikation. Teamfähigkeit wird beschrieben als die Fähigkeit, innerhalb einer Gruppe zur Erreichung von Zielen zu kooperieren. Führungsfähigkeit wird bezeichnet als die Fähigkeit, in einer Gruppe oder einer Organisation auf zielführende und konstruktive Weise steuernd und richtungsweisend auf das Verhalten anderer Menschen einzuwirken. Die Fähigkeit zur Mitgestaltung ermöglicht es, sich konstruktiv in die Weiterentwicklung der Umfeldbedingungen in einem Lern- oder Arbeitsbereich einzubringen. Kommunikation bezeichnet den verständigungsorientierten Austausch von Informationen zwischen Personen in Gruppen und Organisationen.

Der zweite Bereich der Personalen Kompetenz, die **Selbstständigkeit,** bezeichnet die Fähigkeit und Bereitschaft, eigenständig und verantwortlich zu handeln, eigenes und das Handeln anderer zu reflektieren und die eigene Handlungsfähigkeit weiterzuentwickeln. Der DQR definiert im Bereich der Selbstständigkeit die Subkategorien Eigenständigkeit, Verantwortung, Reflexivität und Lernkompetenz. Eigenständigkeit beschreibt die Fähigkeit und das Bestreben, in unterschiedlichen Situationen angemessene Entscheidungen zu treffen und ohne fremde Hilfe zu handeln. Verantwortung wird dargestellt als die Fähigkeit und Bereitschaft, selbstgesteuert zur Gestaltung von Prozessen, unter Einbeziehung der möglichen Folgen, beizutragen. Die Reflexivität beinhaltet die Fähigkeit, mit Veränderungen umzugehen, aus Erfahrungen zu lernen und kritisch zu denken und zu handeln. Unter Lernkompetenz wird die Fähigkeit verstanden, sich ein realistisches Bild vom Stand der eigenen Kompetenzentwicklung zu machen und diese durch angemessene Schritte weiter voranzutreiben. Grundlage des DQR ist ein Kompetenzverständnis, das auf die Entwicklung umfassender Handlungskompetenz ausgerichtet ist. (vgl. B-L-KS DQR 2013, S. 14ff)

Die Bestrebungen, die therapeutischen Gesundheitsfachberufe und somit auch die Logopädie zu akademisieren, lassen sich bis in die 1980er Jahre zurückverfolgen. Erst die Einführung der **Modellklausel** 2009 ermöglichte den Hochschulen, Modellstudiengänge der therapeutischen Gesundheitsfachberufe an Hochschulen zu errichten. Die Erprobungsphase der Modellstudiengänge endet voraussichtlich 2017 (vgl. § 11 LogAPrO). Erst dann wird entschieden, ob die Berufsfachschulausbildung bundesweit durch eine akademische Ausbildung ersetzt wird. In der Folge müsste u. a. das LogopG geändert werden.

Durch den bildungspolitischen Impuls der Modellklausel wird es möglich, Bildungsprozesse für die Gesundheitsfachberufe auf Hochschulniveau anzusiedeln. Im Zuge dieses Paradigmenwechsels im Bildungswesen der therapeutischen Gesundheitsfachberufe wurde im Juni 2013 vom Hochschulverbund Gesundheitsfachberufe (HVG) der **Fachqualifikationsrahmen der therapeutischen Gesundheitsfachberufe (FQR-ThGFB)** vorgelegt (vgl. Stubner 2013, S. 1). Der FQR-ThGFB orientiert sich am DQR und dient insbesondere der „systematischen Beschreibung typischerweise erwartbarer, kompetenzorientierter Qualifikationen auf Hochschulniveau in den therapeutischen Gesundheitsfachberufen (Ergotherapie, Physiotherapie, Logopädie)" (Stubner 2013, S. 1). Der FQR-ThGFB orientiert sich an den Kompetenz-Kategorien des DQR und konzentriert sich auf die drei Kompetenzstufen 6, 7 und 8, die an Hochschulen erworben werden. Ausdrücklich wird hervorgehoben, dass er auch anschlussfähig für die nicht-akademischen Kompetenzniveaus (i. d. R. erworben an Berufsfachschulen) sein soll. Ziel des FQR-ThGFB ist es, den Hochschulen eine Empfehlung für Qualifizierungs- bzw. Bildungsstandards und deren Sicherung zu geben. Des Weiteren verfolgt er das Ziel, die Kompetenzen auszuweisen, die für alle drei Therapieberufe zutreffen und die gemeinsamen Qualifikationen der Ergotherapie, Physiotherapie und Logopädie hervorzuheben. Die Kompatibilität zu angrenzenden Wissenschaften, insbesondere der Sozialen Arbeit, der Pflege und Public Health stellt er her, um zu verdeutlichen, inwieweit sich die Kompetenzen der Berufsgruppen ergänzen, überschneiden sowie in Kernfragen unterscheiden (vgl. Stubner 2013, S. 1).

Die Anforderungen an die klinisch-praktische Ausbildung in den bestehenden Modellstudiengängen sind in den **Studien- und Prüfungsordnungen der jeweiligen Hochschulen** formuliert. In der Studien- und Prüfungsordnung des Bachelorstudiengangs Logopädie (StPO/Logo) der Friedrich Alexander Universität Erlangen-Nürnberg wurde die Verbindung der theoretischen Kompetenzen und der praktischen Ausbildung wie folgt festgeschrieben:

> „Im Bachelorstudium werden wissenschaftliche Grundlagen, Methodenkompetenz und berufsfeldbezogene Qualifikationen vermittelt. In den ersten drei Semestern werden medizinische, psychologische, linguistische Grundlagen gelegt, die für logopädische Methoden wichtige Aspekte liefern. Die theoretischen Kompetenzen werden ab dem ersten Semester durch den Erwerb der entsprechenden praktischen Kompetenzen ergänzt. Die begleitende Ausbildungssupervision der praktischen Ausbildung wird durch das gesamte Studi-

um hindurch fortgeführt, um ein reflektierendes Therapeutenverhalten zu entwickeln." (§3 Abs. 1 StPO/Logo)

In Deutschland ist es derzeit möglich, die Ausbildung zur Logopädin an einer Berufsfachschule oder an der Hochschule zu absolvieren. Beide Ausbildungswege enden mit der Erteilung der Berufserlaubnis (durch das Gesundheitsministerium) und dem Führen der Berufsbezeichnung „Logopäde" / „Logopädin". Im Rahmen der Eingruppierung in die DQR-Niveaustufen ergeben sich Unterschiede. Während die Berufsfachschulausbildung der DQR-Niveaustufe 4 entspricht, entspricht der Bachelorabschluss an einer Hochschule der DQR-Niveaustufe 6 (vgl. B-L-KS DQR 2009, S. 82).

Angesichts dieser unterschiedlichen Ausbildungsformen und -anforderungen im Bereich der logopädischen Erstausbildung ist eine Vergleichbarkeit und Anerkennung im europäischen Kontext schwer. Um Mobilität und Anerkennung innerhalb der Berufsgruppe europaweit zu ermöglichen, sind einheitliche Standards und eine Harmonisierung im Gesundheits- und Bildungsbereich gefordert. Vor diesem Hintergrund initiierte der CPLOL das TUNING-Projekt (2010-2013) **Network for Tuning Standards and Quality of Education programmes in Speech and Language Therapy / Logopaedics across Europe** (NetQues) (vgl. Scharff Rethfeldt 2014, S. 28).

> „Ziel war es unter anderem, aus den Angaben von Absolventen, Akademikern und Arbeitgebern ein fachspezifisches, einheitliches Ausbildungs- und Berufsprofil sowie Referenzpunkte für fachliche Kompetenzen zu ermitteln. NetQues ermöglicht somit erstmals Transparenz, Vergleichbarkeit und Harmonisierung der logopädischen Primärqualifikation sowie des logopädischen Berufsprofils im europäischen Kontext." (Scharff Rethfeldt 2014, S. 28)

Die Auswertung des Projektes ergab, dass die deutsche logopädische Berufsfachschulausbildung strukturell den europaweiten Standards nicht entspricht – die Unterschiede liegen im formalen Status. Wie der Großteil der europäischen Logopäden haben auch die in Deutschland auf Berufsfachschulniveau ausgebildeten Logopäden formell betrachtet nach drei Jahren einen berufsqualifizierenden Abschluss erworben. Ein wesentlicher struktureller Unterschied besteht darin, dass dieser Abschluss v. a. hinsichtlich der Aufstiegschancen in eine Sackgasse führt und zudem europaweit keine Anerkennung findet. Ein Grund dafür ist die starre und überholte Struktur des mit der LogAPrO gesetzlich vorgeschriebenen und anhand von Stundenanzahlen definierten Lehrplanes. (vgl. Scharff Rethfeldt 2014, S. 32)

> „Die Probleme liegen letztendlich im Ausbildungssystem selbst begründet: Bisher mangelt es an Übereinstimmung der Transparenz von Lernzielen mit dem kompetenzorientierten (europäischen) Bildungssystem und den Anforde-

rungen des sich wandelnden Arbeitsmarktes. (…) So wird verantwortungsvolle klinisch-therapeutische Intervention und therapeutische Entscheidungsfindung in diesen Ländern durch akademisch ausgebildete Logopäden ausgeführt. Diese Aufgaben führen in Deutschland auch nicht-akademisch ausgebildete Logopäden durch, da dies ein erklärtes Ziel ihrer dreijährigen Berufsausbildung darstellt." (Scharff Rethfeldt 2014, S. 32)

2.2   Kompetenzprofil für die Logopädie

Eine Anpassung der Logopädieausbildung an bildungs-, berufs-, gesellschafts- und gesundheitspolitische Entwicklungen scheint überfällig. Bildung kann zwar den gesellschaftlichen Fortschritt anregen und als lebenslanges Lernen begriffen werden, muss gleichzeitig aber im Rahmen der Ausbildungsgestaltung vorausschauend auf die Bedarfe der Gesellschaft reagieren. Der Deutsche Berufsverband für Logopädie (dbl) hat 2014 dieser Entwicklung Rechnung getragen und ein Kompetenzprofil für die Logopädie vorgelegt. In dem langjährigen Entstehungsprozess, der ausgelöst wurde durch die Harmonisierung der Architektur der europäischen Hochschulbildung, der Vergleichbarkeit der europaweiten Logopädieabschlüsse und dem Bestreben, die Logopädie in Deutschland - wie in anderen europäischen Ländern - zu akademisieren, waren Wissenschaftlerinnen, Experten und die Mitglieder des Berufsverbandes (WIKI) bei der Entwicklung eingebunden. Ziel des Kompetenzprofils ist es, ein aktualisiertes, zukunftsfähiges und in der gesundheitspolitischen Debatte anschlussfähiges, kompetenzorientiertes Berufsprofil für die Logopädie vorzulegen (vgl. Rausch et al. 2014, S. 4). Es legt die Struktur und den Kompetenzbegriff des DQR zu Grunde, und damit die Fähigkeit und Bereitschaft des Einzelnen, Kenntnisse und Fertigkeiten sowie persönliche, soziale und methodische Fähigkeiten zu nutzen und sich durchdacht sowie individuell und sozial verantwortlich zu verhalten. Kompetenz wird in diesem Sinne als umfassende Handlungskompetenz verstanden, als Leistungsvermögen und Leistungsbereitschaft, die als Lernergebnisse bei Abschluss einer Qualifikation zu erwarten sind (vgl. B-L-KS DQR 2009, S. 45).

In Übereinstimmung mit europäischen Standards (NetQues) wurde sich an der Niveaustufe 6 orientiert (vgl. Rausch et al. 2014, S. 7).

Die beruflichen Handlungsfelder der Logopädie bilden den Ausgangspunkt für die Kompetenzableitung des Kompetenzprofils für die Logopädie. 10 Handlungsfelder werden für die in der Gesundheitsversorgung klinisch-therapeutisch tätige Logopädin beschrieben. Die Handlungsfelder sollen nach Abschluss der Primärqualifikation die Logopädin befähigen, im Berufsfeld menschlicher Sprach-, Sprech-, Stimm-, Hör- und Schluckfähigkeiten

- zu untersuchen und zu diagnostizieren
- zu therapieren
- zu beraten
- vorzubeugen (präventiv tätig zu sein)
- zu schulen und Informationsveranstaltungen (für Fachfremde) durchzuführen
- zu dokumentieren
- wirtschaftlich zu handeln und (in einem umschriebenen Rahmen) zu führen
- Qualität zu sichern
- Forschung zu rezipieren und anzuwenden
- (im Rahmen von Praktika) zu qualifizieren und anzuleiten (vgl. Rausch et. al 2014, S. 9).

Im Folgenden wird nur auf vier der Handlungsfelder eingegangen, mit dem Wissen, dass die verbleibenden Handlungsfelder ebenso Einfluss und Auswirkungen auf klinisch-praktische Kompetenzentwicklung haben. Die vier gewählten Handlungsfelder entsprechen annähernd der in der LogAPrO geforderten Praxis der Logopädie („Therapie unter fachlicher Aufsicht und Anleitung") und verdeutlichen durch das Abgleichen mit den Deskriptoren des DQRs die Kompetenzorientierung.

Im Kompetenzprofil werden die vier Handlungs- und Tätigkeitsfelder „Untersuchen und Diagnostizieren", „Therapieren", „Beraten" und „Qualifizieren und Anleiten" prägnant beschrieben. Die Beschreibungen verdeutlichen die Komplexität der Handlungs- und Entscheidungsprozesse im logopädischen, therapeutischen Handeln, in denen die Kompetenzen begründet sind.

Untersuchen und Diagnostizieren:

> „Das Diagnostizieren bildet die Handlungs- und Entscheidungsgrundlage für jede therapeutische Intervention und dient der Feststellung der Behandlungsbedürftigkeit eines Patienten. (...)
>
> Die diagnostische Aufgabe der Logopädin umfasst das Wählen und Abstimmen geeigneter Test- und Prüfverfahren für das individuelle Störungsbild, diese dann durchzuführen, auszuwerten und detailliert zu interpretieren. Dies geschieht auf der Basis von Vorinformationen bzw. der individuellen Gegebenheiten des jeweiligen Patienten. Diagnostizieren klärt die Frage, aufgrund welcher Ursachen und welcher angenommenen theoretischen Modelle bzw. Zusammenhänge eine Störung entstanden ist, ausgelöst bzw. aufrechterhalten wird." (Rausch et al. 2014, S. 28)

Therapieren:

„Therapieren dient der Behandlung akuter und chronischer Kommunikationsstörungen und Funktionsbeeinträchtigungen der entsprechenden Organe. Ziel ist die Bewältigung manifester Krankheitssymptome und die Wiederherstellung, Verbesserung oder Erhaltung einer Stimm-, Sprech-, Sprach- bzw. Schluckfunktionen unter Einschluss der sekundären und tertiären Prävention.

Die therapeutische Aufgabe der Logopädin umfasst die fachliche, störungsbildspezifische und patientenorientierte Auswahl, Planung und Ableitung der logopädischen Intervention aus der logopädischen Diagnostik. Durchgeführt und evaluiert werden Therapiemaßnahmen zur medizinischen, beruflichen und sozialen Rehabilitation." (Rausch et al. 2014, S. 34)

Beratung:

„Die Beratung im logopädischen Handlungsfeld richtet sich primär an Personen bzw. Angehörige von Personen, die von einer Beeinträchtigung oder Behinderung ihrer sprachlich-kommunikativen Fähigkeiten betroffen oder bedroht sind. Die logopädische Beratung umfasst mehrere mögliche (parallele oder aufeinander aufbauende) Prozesse. So werden individuelle Ziele formuliert oder Themen des Patienten bearbeitet. Zu Therapiebeginn sowie im Therapieverlauf und somit im Beratungsprozess werden Ziele, Absprachen und Verantwortlichkeiten festgelegt, fortlaufend bzw. nach Bedarf aktualisiert und ggf. modifiziert. Ziel ist eine partizipative Entscheidungsfindung (shared decision making) für die jeweils nächsten gesundheitsfördernden oder die Therapie parallel begleitenden Schritte. Beratung umfasst die Planung, die Strukturierung, die Durchführung und die Evaluation dieser Gespräche, wobei das Hauptaugenmerk dabei auf der Aufklärung, die eine ausreichende Wissensvermittlung beinhaltet, liegt. Ziel ist es, den zu Beratenden zu befähigen, am Entscheidungsprozess aktiv und selbstverantwortlich teilzunehmen.

Beratung ersetzt in diesem Sinne somit keine therapeutische Intervention, sondern begleitet diese, überwiegend im Sinne der Transparenz. Beratung selbst kann auch als methodisches Verfahren der Therapie im Sinne einer psychosozialen Beratung eingesetzt werden (vgl. berufliches Tätigkeitsfeld "Therapieren"). Beratung hat dann eine kurative, heilende Rolle. Logopädische Beratung unterstützt Individuen und Gruppen darin, Krankheiten zu verstehen, zu bewältigen und zu kurieren." (Rausch et al. 2014, S. 39)

Qualifizieren und Anleiten:

„Die klinisch-therapeutische Logopädin trägt zum Kompetenzerwerb der Studierenden der Logopädie bei, indem sie vor allem im Kontext der praktischen Ausbildung Wissen weitergibt. Sie trägt in Abstimmung mit der verantwortlichen Bildungsinstitution dazu bei, dass die Lernenden die beruflichen Tätigkeitsfelder bewältigen und dass sie sich Wissen adäquat selber erarbeiten sowie Transferleistungen erbringen.

Qualifizieren und Anleiten erfolgt in Form von Praktikantenbetreuung in der logopädischen Praxis, bei Therapie unter Supervision und einzelnen Lehrveranstaltungen in der Ausbildungsstätte. Es ist so organisiert und aufgebaut, dass die angehenden Logopädinnen fachliche, methodische, soziale und personale Fähigkeiten entwickeln, die in der jeweils angestrebten beruflichen Tätigkeit gefordert sind. Dies geschieht durch Wissensaufbau und Fertigkeitsvermittlung, vor allem aber durch gedanklich-reflektierende, beobachtende oder reale Auseinandersetzung mit Teilhandlungen beruflicher Arbeitsaufgaben bei zunehmender Komplexität und Verantwortungsübernahme.

Qualifizieren und Anleiten beschränkt sich nicht auf eine Vermittlung von Inhalten im Sinne von Wissen und Fertigkeiten, sondern begleitet und unterstützt auch Lehr- und Lernprozesse, in denen Selbstständigkeit und Verantwortung im eigenen Fachgebiet ausgebildet werden.

Grundsätzliches Ziel von Qualifizieren und Anleiten ist es, den Kompetenzerwerb von Studierenden der Logopädie zu unterstützen." (Rausch et al. 2014, S. 67)

Die logopädiespezifischen Teilkompetenzen ergeben sich im Kompetenzprofil für die Logopädie durch das Abgleichen der Handlungsfelder mit den Deskriptoren (Fachwissen, Fachfertigkeiten, Sozialkompetenz und Selbstständigkeit) des DQR. Im Folgenden werden die wesentlichen Kompetenzen der vier Handlungsfelder skizziert. Die Auswahl der hier niedergeschriebenen Kompetenzen orientiert sich an der klinisch-praktischen Kompetenzentwicklung der Logopädieausbildung, auf die in Kapitel 3 vertiefend eingegangen wird. Zu Beginn eines jeden Abschnittes werden die grundsätzlichen Kompetenzen der vier Handlungsfelder im Bereich der Deskriptoren beschrieben, um im Folgenden auf die spezifischen, die jeweiligen Handlungsfelder charakterisierenden Kompetenzen einzugehen. Da durchgehend von Kompetenzen die Rede ist, wurde auf die Verwendung des Modalverbs „können" durchgehend verzichtet.

2.2.1 Fachwissen

Die Logopädin kennt die theoretischen und wissenschaftlichen Grundlagen menschlicher Sprach-, Sprech-, Stimm-, Hör- und Schluckfunktionen, deren Veränderungen über die Lebensspanne und deren Pathologie sowie die Störungsbilder und die Auswirkungen auf die Kommunikation. Sie verfügt über ein integriertes medizinisches, psychologisches, pädagogisches, sprach- und sozialwissenschaftliches Wissen, auch an den Schnittstellen zu psychotherapeutischen, sozial-, heil- und sonderpädagogischen Angeboten.

Im Bereich des Handlungsfeldes **Untersuchen und Diagnostizieren** wird beschrieben, dass sie eine Bandbreite an aktuellen logopädierelevanten Diagnostikverfahren und deren theoretisch-wissenschaftliche Grundlagen kennt. Ebenso kennt sie relevante Klassifikationssysteme, rechtliche Rahmenbedingungen und ethische Normen, insbesondere für die Erhebung, Auswertung, Interpretation und Speicherung diagnostischer Daten (vgl. Rausch et al. 2014, S. 11).

Im Handlungsfeld **Therapieren** wird veranschaulicht, dass die Logopädin über ein kritisches Verständnis wesentlicher Therapiemethoden, Theorien und Modelle auf der Grundlage logopädisch-therapeutischen Handelns verfügt (vgl. Rausch 2014, S. 11).

Im Handlungsfeld **Beraten** wird dargestellt, dass sie die theoretischen und wissenschaftlichen Grundlagen logopädischer Beratungs- und Entscheidungsprozesse kennt. Sie kennt logopädierelevantes Informationsmaterial, Hilfsmittel, einschlägige Behandlungsleitlinien, rechtliche Rahmenbedingungen und ethische Normen (vgl. Rausch et al. 2014, S. 11).

Im Bereich **Qualifizieren und Anleiten** wird dargelegt, dass sie in mindestens einem Bereich der Logopädie über ein umfassendes, detailliertes und auf dem neuesten Erkenntnisstand spezialisiertes Wissen verfügt. Sie hat Kenntnisse über die theoretischen und wissenschaftlichen Grundlagen von Supervision und Intervision im Rahmen der praktischen Ausbildung (vgl. Rausch et al. 2014, S. 14).

2.2.2 Fachfertigkeiten

Die Logopädin wählt kritisch aus einer Bandbreite sowohl relevanter Diagnostik- und Datenerhebungsverfahren, als auch aus der Bandbreite logopädischer Therapieansätze, -konzepte und –verfahren aus. Auf dem Hintergrund aktueller Theorien und Modelle sucht sie die passenden lösungsorientierten Gesprächsführungstechniken und therapeutische Prinzipien aus und wendet sie an, um individuelle Lösungen mit den Patienten zu erarbeiten.

Im Handlungsfeld **Untersuchen und Diagnostizieren** wird darauf verwiesen, dass die Logopädin, unter Berücksichtigung individuell unterschiedlicher Faktoren, Handlungsalternativen, Annahmen und Wahrscheinlichkeiten wählt und daten- und theoriebezogene Schlussfolgerungen kritisch bewertet. Ebenso passt sie ihre Vorgehensweisen an Ziel und Zweck der logopädischen Untersuchung an (vgl. Rausch et al. 2014, S. 11).

Im Handlungsfeld **Therapie** wird beschrieben, dass sie die bestverfügbare Evidenz, klinische Erfahrung und Patientenpräferenz berücksichtigt und die Bandbreite unterschiedlicher logopädierelevanter Methoden und Vorgehensweisen nutzt. Sie passt erlernte Vorgehensweisen in sachgerechter Weise an die Lebenswirklichkeit individueller Einzelfälle an, bzw. transferiert Wissen über das jeweilige logopädische Störungsbild und über mögliche Krankheits- und Entwicklungsverläufe auf den Einzelfall. Dabei berücksichtigt sie individuell unterschiedliche Einflussfaktoren auf Störungsbild, Krankheitsverlauf und Therapieprozesse. Neben den Funktionseinschränkungen, der Krankheitsbewältigung und der psychosozialen Situation berücksichtigt sie die Autonomie und Selbstbestimmung des individuellen Patienten. Unter Berücksichtigung unterschiedlicher Maßstäbe entwickelt und beurteilt sie die Lösung komplexer logopädiebezogener Fragestellungen (vgl. Rausch et al. 2014, S. 20).

Dargestellt wird im Handlungsfeld **Beraten**, dass die Logopädin die eigenen Handlungsweisen, Beratungsschritte und Lösungen unter Berücksichtigung unterschiedlicher Maßstäbe aller Beteiligten beurteilt und modifiziert. Zudem beurteilt sie aktuelle wissenschaftliche Theorien und wendet sie hinsichtlich der Relevanz für die logopädische Beratung an. Individuellen logopädischen Beratungsbedarf bewertet sie kritisch. Sie berücksichtigt die Vielzahl veränderlicher Variablen auf Seiten des kommunikationsbeeinträchtigten Gesprächspartners, sowie individuelle, psychosoziale und kulturelle Besonderheiten. Ebenso berücksichtigt sie ethische Prinzipien und Normen bei der Beurteilung und Gestaltung der logopädischen Beratungssituation sowie bei sehr unterschiedlichen Lebenslagen, kulturgebundenen Werten sowie Gesprächs- und Therapieverläufen (vgl. Rausch et al. 2014, S. 20).

Im Feld **Qualifizieren und Anleiten** wird dargelegt, dass die Logopädin über eine große Bandbreite unterschiedlicher Methoden und Vorgehensweisen zur Wissensvermittlung, zu Feedbackprozessen sowie zur Begleitung und Unterstützung des Kompetenzerwerbs von Studierenden (im Praktikum) verfügt. Dabei passt sie ihre Vorgehensweisen an das Ziel und den Zweck des Qualifizierungsprozesses an und berücksichtigt die individuell unterschiedlichen Faktoren. Sie erarbeitet für Probleme neue Lösungen und beurteilt sie kritisch nach unterschiedlichen Maßstäben (vgl. Rausch et al. 2014, S. 14).

2.2.3 Sozialkompetenz

Die Logopädin leitet den logopädischen Untersuchungs- und Diagnostikprozess, den Therapieprozess sowie die Beratungssituation. Sie nimmt Patientenpräferenzen wahr und berücksichtigt sie. Sie wendet eine klientenzentrierte Grundhaltung in der Kommunikation an. Im interdisziplinären Team vertritt sie komplexe fachbezogene Themen des Diagnostik-, Therapie- und Beratungsprozesses argumentativ, begründet, diskutiert und entwickelt sie weiter.

Im Handlungsfeld **Untersuchen und Diagnostizieren** wird dargestellt, dass die Logopädin fachliche Anforderungen und Versorgungsanforderungen berücksichtigt und dass sie fachgerecht, zielgruppenorientiert, schriftlich und mündlich, sowie angepasst an die kommunikativen Möglichkeiten der Patienten und deren Angehörigen komplexe Zusammenhänge kommuniziert (vgl. Rausch et al. 2014, S. 22).

Im Handlungsfeld **Therapieren** ist beschrieben, dass die Logopädin Patienten und Angehörige im Therapieprozess so anleitet, dass diese ihr Leistungs- und Entwicklungspotential ausschöpfen. Patienten und Angehörigen vermittelt und begründet sie, angepasst, an deren kommunikative Möglichkeiten, die Abläufe und Fortschritte der Therapie. Compliance und Therapiemotivation erhält sie fortlaufend (vgl. Rausch et al. 2014, S. 22).

Im Handlungsfeld **Beraten** wird deutlich, dass die Logopädin komplexe störungsbezogene Probleme und Lösungen Patienten und Angehörigen gegenüber, angepasst an deren kommunikative Möglichkeiten, argumentativ vertritt und mit ihnen weiterentwickelt (vgl. Rausch et al. 2014, S. 22).

Im Handlungsfeld **Qualifizieren und Anleiten** wird festgehalten, dass die Logopädin den jeweiligen Anteil des Qualifizierungsprozess der Studierenden verantwortlich leitet. Dabei nimmt sie Bedarfe der Studierenden wahr und berücksichtigt sie flexibel. Sie leitet Studierende so an, dass sie ihr Leistungs- und Entwicklungspotential ausschöpfen. Sie kommuniziert, vertritt argumentativ und begründet komplexe Probleme und Lösungen gegenüber den beteiligten Akteuren am Versorgungsprozess und am Qualifizierungsprozess schriftlich und/oder mündlich (vgl. Rausch et al. 2014, S. 22).

2.2.4 Selbstständigkeit

Ausgehend von einer individuellen klinischen Fragestellung, eines individuellen Profils von Beeinträchtigungen und Ressourcen plant und überdenkt die Logopädin den logopädischen Untersuchungs- und Diagnostikprozess sowie den logopädischen Therapieprozess und führt ihn selbstgesteuert durch.

Im Handlungsfeld **Untersuchen und Diagnostizieren** wird im Einzelnen festgehalten, dass die Logopädin die Daten eigenverantwortlich auswertet und interpretiert. Im Folgenden leitet sie die Ziele für das weitere Vorgehen ab. In Abstimmung mit den Beteiligten reflektiert sie das logopädisch-diagnostische

Vorgehen, bewertet es und passt es an. In einem Reflexionsprozess überprüft sie
fortlaufend kritisch das eigene Fachwissen, erweitert es selbstständig und integriert es ins Handlungsrepertoire (vgl. Rausch et al. 2014, S. 23).

Beschrieben wird im Handlungsfeld **Therapieren**, dass sie die Ziele für den
logopädischen Therapieprozess in Abstimmung mit den Beteiligten definiert,
reflektiert sowie den Prozess danach ausrichtet und eigenständig gestaltet. Darüber hinaus reflektiert sie fortlaufend die Zielerreichung und den logopädischen
Therapieprozess und richtet ihn eigenständig und verantwortlich aus. Sie überdenkt und beurteilt Möglichkeiten und Grenzen des eigenen Handelns. Ebenso
reflektiert sie fortlaufend die ethischen Implikationen des eigenen Handelns (vgl.
Rausch et al. 2014, S. 23).

Im Handlungsfeld **Beraten** wird dargestellt, dass die Logopädin die Auswirkungen eines Störungsbildes auf den sprachlichen Ausdruck und das Verstehen in
der Kommunikation reflektiert und bewertet. Danach gestaltet sie das eigene
Kommunikationsverhalten sowie den gesamten logopädischen Beratungsprozess.
Auf der Grundlage eines individuellen Profils von Beeinträchtigungen und Ressourcen definiert und überdenkt sie die Beratungsthemen gemeinsam mit den
Beteiligten und gestaltet den Beratungsprozess verantwortlich. Ziele, die sich aus
dem Versorgungsprozess insgesamt, aus den Patientenpräferenzen im Besonderen oder aus sachlich-fachlicher Notwendigkeit für die logopädische Beratung
ergeben, reflektiert sie und gleicht sie ab, in Abstimmung mit den Beteiligten
bewertet sie sie (vgl. Rausch et al. 2014, S. 23).

Qualifizieren und Anleiten: Vor dem Hintergrund des aktuellen Kompetenz-
standes der Studierenden (im Praktikum) definiert, reflektiert und bewertet die
Logopädin die Ziele für den Qualifizierungsprozess eigenständig und gestaltet
die nötigen Arbeitsprozesse eigenverantwortlich. Sie reflektiert das eigene Handeln und die ethischen Implikationen therapeutischen Handelns fortlaufend und
zieht daraus eigenständig und verantwortlich Konsequenzen für die Begleitung
und Gestaltung des Qualifizierungsprozesses. Sie erweitert selbstständig ihr
Fachwissen und ihre fachliche Fertigkeiten und integriert sie eigenständig in ihr
Handlungsrepertoire (vgl. Rausch et al. 2014, S. 23).

2.3   Emotionale Kompetenz

Nach Arnold ist jemand emotional kompetent, wenn er „um die „Selbstgemacht-
heit" emotionaler Reaktionen weiß, die Fülle möglicher Gefühlszustände aus
dem eigenem Erleben kennt („emotional literacy") und über „Techniken" verfügt, diese mit situationsangemessenem Verhalten in Einklang zu bringen" (Ar-

nold 2003, S. 23, herv. i. O.). Emotionale Kompetenz umfasst somit mindestens drei Aspekte: erstens das Verständnis der eigenen Gefühle, zweitens das Verständnis für die Gefühle anderer und drittens die emotionale Ausdrucksfähigkeit, also die Fähigkeit, eigene Gefühle sinnvoll zum Ausdruck bringen zu können (vgl. Arnold 2003, S. II).

Im Kompetenzprofil für die Logopädie findet sich explizit nicht – wie auch nicht im DQR – die Kompetenzkategorie Emotionale Kompetenz. Implizit lassen sich jedoch Anteile emotionaler Kompetenz finden. Durch das Abgleichen der drei Aspekte emotionaler Kompetenz mit Teilkompetenzen aus den Handlungsfeldern Sozialkompetenz und Selbstständigkeit aus dem Kompetenzprofil für die Logopädie ergibt sich folgende Kompetenzbeschreibung: Die Logopädin hat ein Verständnis für die eigenen und die Gefühle der anderen (Patienten), in dem sie ihr therapeutisches Handeln, ihr Kommunikations- und Beratungsverhalten reflektiert. In der Folge passt sie ihr therapeutisches und beraterisches Handeln durch die in der Reflexion gewonnen Informationen an. Im einfühlenden Umgang mit Patienten und Angehörigen, aber auch im interdisziplinären Team (Fallvorstellung) bringt sie die eigenen Gefühle sinnvoll zum Ausdruck. Eine Fähigkeit, die im Umgang mit sprach-, sprech- und kommunikationseingeschränkten Menschen eine wesentliche und grundsätzliche Kompetenz darstellt.

Zusammenfassend ist es eine Verstehensfähigkeit, die die Logopädin in die Lage versetzt, sich selbst und andere neu wahrzunehmen und dem zu begegnen. Jellouschek (1996) schreibt, dass Verstehen zweierlei beinhaltet, „einmal etwas Neues zu erkennen und zum anderen: Verständnis im Sinne von Mitgefühl zu entwickeln" (Jellouschek 1996, S. 133). In Kapitel 3 wird noch näher auf die Emotionale Kompetenz eingegangen.

2.4　　Reflexion in Bezug auf die Fragestellung

Ziel der ausschließlich primärqualifizierenden Akademisierung der Logopädie ist es, die bestmögliche Patientenversorgung vor dem Hintergrund der gestiegenen Anforderungen weiterhin gewährleisten zu können. Dies erfordert in der Logopädieausbildung die Entwicklung von Kompetenzen, die sich neben dem wissenschaftlich therapeutischen Selbstverständnis und Handeln ebenso auf die Unterstützung und Begleitung, die Beratung und Anleitung der Patienten und ihrer Angehörigen beziehen (vgl. Hoffschildt 2014, S. 1). Für den Kompetenzentwicklungsprozess liefert das Kompetenzprofil für die Logopädie inhaltliche Substanz im Hinblick auf das Qualifikationsziel der klinisch-praktischen Ausbildung. Die zu entwickelnden Kompetenzen, also die praktischen und kognitiven Fähigkeiten wie: Beurteilungsfähigkeiten, systemische und instrumentale Fähigkeiten, Mitgestaltung und Kommunikation, Eigenständigkeit, Verantwortung, Reflexivität und Lernkompetenz lassen sich ableiten (vgl. Rausch et al. 2014, S. 14). Die klinisch-praktische Ausbildung soll „einerseits die Persönlichkeitsentwicklung und -entfaltung fördern und zugleich dazu beitragen, dass sich der Einzelne als Teil der Gesellschaft (Berufsgruppe) versteht (…). In diesem Spannungsfeld besteht die Aufgabe für das Individuum darin, die eigene Identität innerhalb eines sozialen Kontextes auszubilden, aufrechtzuerhalten und ggf. weiterzuentwickeln" (Reiber 2012, S. 14). Die Eigenverantwortung der Lernenden entfaltet sich als gesellschaftsrelevante Kompetenz im Spannungsverhältnis zwischen den eignen Werten, den Bedürfnissen und Erwartungen der Patienten und deren Angehörigen sowie den Meinungen anderer beteiligter Berufsgruppen (vgl. Reiber 2012, S. 16). „Hier bedarf es eines eigenen Standpunktes, der zum Ausgangspunkt wird für vielschichtige Aushandlungsprozesse." (Reiber 2012, S. 16) Für diesen Prozess ist es in der klinisch-praktischen Logopädieausbildung sowohl notwendig wie hilfreich, in den entsprechenden Entscheidungsprozessen oder Konfliktlagen durch eine geeignete Methode wie der Ausbildungssupervision zu begleiten und zu beraten.

So stellt das Kompetenzprofil für die Logopädie eine inhaltliche Basis für den stattfindenden Kompetenzentwicklungsprozess der Logopädin als einer wissenschaftlich reflektierten Praktikerin (Logopädin) dar.

3 Kompetenzentwicklung in der klinisch-praktischen Logopädieausbildung

Kompetenzentwicklung ist nicht nur ein Akt der Wissensvermittlung, sondern auch ein Arrangieren von Gelegenheiten, im Sinne der Fähigkeit und Bereitschaft, selbstgesteuert, reflektiert, problemlösend handeln zu können. Ist es dem Lernenden möglich, Wissen biographisch zu synthetisieren, kann Wissen sich zu einer handlungsbegleitenden Orientierung entwickeln (vgl. Schüßler 2012, S. 135). „Bei dieser Synthetisierung spielen die biographisch erworbenen Deutungsmuster und Erfahrungen ebenso eine Rolle wie die tief in die Persönlichkeit verankerten Emotionsmuster" (Schüßler 2012, S. 135). Wissen wird in diesem Zusammenhang als „aktives Wissen" verstanden im Gegensatz zu „objektivem Erklärungswissen". Mit dem aktiven Wissen gelingt es dem Lernenden, Neues in sein Handlungspotential zu überführen (vgl. Schüßler 2012, S. 135). Dieser Transformationsvorgang kann als Kompetenztransformation betrachtet werden. Die Kompetenztransformation, d. h. ob Lernen gelingt oder misslingt, ist abhängig von den kognitiv-emotionalen Vorstrukturen, der Flexibilität und der Bereitschaft des Lernenden, Altes loszulassen und sich auf Neues einzulassen (vgl. Schüßler 2012, S. 136).

Nach Arnold (2013) ist Lernen und jede Art von Bildung, die der Förderung von Kompetenzen im lernenden Subjekt dient, Kompetenzentwicklung (vgl. Arnold 2013a, S. 219). Damit findet Kompetenzentwicklung stets statt. Es gilt zwischen der beiläufigen und der intendierten Kompetenzentwicklung zu unterscheiden, da Kompetenzen in informellen Situationen, in der Arbeit, im sozialen Umfeld, aber auch in einer Ausbildung mehr oder weniger nebenher erworben werden. Diese unterschiedlichen Lernwege lassen sich formalisieren, systematisieren und in intendierte Lernarrangements einbinden, die dann wiederum den Erwerb bestimmter Kompetenzen unterstützen. Intendierte Kompetenzentwicklung findet in einer kommunikativen Situation statt (vgl. Erpenbeck/Sauter 2010b, S. 118).

3.1 Kompetenzen

Im DQR wird Kompetenz bezeichnet als „die Fähigkeit und Bereitschaft des Einzelnen, Kenntnisse und Fertigkeiten sowie persönliche, soziale und methodische Fähigkeiten zu nutzen und sich durchdacht sowie individuell und sozial verantwortlich zu verhalten. Kompetenz wird in diesem Sinne als umfassende

Handlungskompetenz verstanden" (B-L-KS DQR 2013, S. 14). Die zentrale Stellung des Kompetenzbegriffs wird im DQR mit der Einführung der Vier-Säulen-Struktur eng verknüpft. (siehe Abbildung 2)

Dargestellt werden durchgehend zu Kompetenzen gebündelte Lernergebnisse. Lernergebnisse (learning outcomes) bezeichnen das, was Lernende, nachdem sie einen Lernprozess abgeschlossen haben, wissen, verstehen und in der Lage sind zu tun. Die Bündelung der Lernergebnisse ist eine doppelte: Erstens bezieht der DQR die mit einer Qualifikation verbundenen Lernergebnisse auf die berufliche und persönliche Entwicklung des Lernenden (Fachkompetenz – Personale Kompetenz), zweitens verdeutlicht er, beschrieben im Niveauindikator die Ausrichtung aller erzielten Lernergebnisse auf das kompetente Agieren unter Bedingungen definierter Anforderungsstrukturen. Der Niveauindikator charakterisiert zusammenfassend die Anforderungsstruktur in einem Lern- oder Arbeitsbereich, in einem wissenschaftlichen Fach oder einem beruflichen Tätigkeitsfeld. (vgl. B-L-KS DQR 2013, S. 14ff)

An dieser Stelle soll kurz auf die Unterscheidung der im DQR verwendeten Begriffe Kompetenz und Qualifikation eingegangen werden, die oftmals synonym verwendet werden, sich aber unterscheiden. Qualifikation bezeichnet eine für eine bestimmte arbeitsteilige Verrichtung notwendiges Wissen und Können und ist damit zweckgebunden, während der Kompetenzbegriff das Handlungsvermögen einer Person und damit deutlich subjektorientierter ist (vgl. Schmidt 2012, S. 23).

Nach Arnold (2010) ist Kompetenz die Fähigkeit eines Menschen, sich in offenen und unüberschaubaren, komplexen und dynamischen Situationen kreativ und selbst organisiert zurechtzufinden. Es „sind Eigenschaften selbstorganisierten Handelns und stellen die Verknüpfung zwischen Wissen und Lernen her" (Arnold, 2010, S. VI). Gemeint ist damit die Entwicklung eines subjektiven Potenzials zum selbstständigen Handeln in unterschiedlichen Gesellschaftsbereichen. Dieses subjektive Handlungsvermögen ist nicht allein an Wissenserwerb gebunden. Es umfasst vielmehr auch die Aneignung von Orientierungsmaßstäben und die Weiterentwicklung der Persönlichkeit.

Nach Erpenbeck (2007) sind Kompetenzen „Selbstorganisationsdispositionen physischen und psychischen Handelns" (Erpenbeck/Rosenstiel 2007, S. XXXVI) des Individuums. Mit „Dispositionen sind die, bis zu einem bestimmten Handlungszeitpunkt entwickelten inneren Voraussetzungen zur Regulation der Tätigkeit" (Erpenbeck/Sauter 2010b, S. 78) gemeint. Kompetenzen erscheinen so als unerlässlich für das Handeln, sie sind handlungszentriert, da jedes Handeln in offenen Problem- und Entscheidungssituationen selbst organisiert ist, d. h. sich auf „divergent selbstorganisative Handlungssituationen" (Erpenbeck/Rosenstiel

2007, S. XXXVI) bezieht. Es handelt sich um Fähigkeiten, selbst organisiert zu denken und zu handeln. Die Entwicklung der individuellen Handlungsfähigkeit steht im Vordergrund. Erpenbeck unterteilt Kompetenzen in vier Kompetenzbereiche: Personale Kompetenz, Aktivitätsbezogene Kompetenz, Fachlich-methodische Kompetenz und Sozial-kommunikative Kompetenz (vgl. Erpenbeck/ Sauter 2010b, S. 80). Die Personale Kompetenz wird beschrieben als die Disposition einer Person, reflexiv und selbstorganisiert zu handeln. Die zweite, die aktivitätsbezogene und umsetzungsbezogene Kompetenz wird dargestellt als Disposition einer Person, die mit mehr oder weniger Antrieb das Gewollte in Handlungen umzusetzen vermag. Die fachlich-methodische Kompetenz wird dargestellt als die Disposition einer Person, die gestützt auf fachliches und methodisches Wissen sowie auf Erfahrungen und Expertise handelt. Und die vierte Kompetenz, die Sozial-kommunikative wird beschrieben als die Disposition einer Person, die unter dem Einsatz der eigenen kommunikativen und kooperativen Möglichkeiten handelt (vgl. Erpenbeck/Sauter 2010b, S. 80). Die beschriebenen Kompetenzen können nicht als nebeneinander stehend betrachtet werden, sondern auf sich beziehend, als einheitliches System.

Nach Erpenbeck und Sauter gibt es keine Kompetenzen ohne Fertigkeiten, Wissen und Qualifikation, zudem enthalten sie grundlegende, verinnerlichte Regeln, Werte und Normen (vgl. Erpenbeck/Sauter 2010a, S. 80). Erst in der Person manifestiert sich die Kompetenz. So gesehen werden Kompetenzen „durch Wissen fundiert, durch Werte konstituiert, als Fähigkeiten disponiert, durch Erfahrungen konsolidiert und auf Grund von Willen realisiert" (Erpenbeck/Heyse 1999, S. 162, zit. n.: Kirchhoff 2007, S. 69). „Kompetenzen sind also unverwechselbar in Bezug auf die Handlungsfähigkeit (...) sie „enthalten" Wissen im engeren Sinne, Fertigkeiten und Qualifikationen, sind aber um Wertkerne zentriert (...), sie haben ihr Schwergewicht auf der Handlungsführung (...)." (Erpenbeck 2010a, S. 83, herv. i. O.)

Siebert (2011) bezeichnet Kompetenz als ein Persönlichkeitsmerkmal. Sie entwickelt sich in einem biographischen Sozialisationsprozess in Form eines lebensgeschichtlich erworbenen Profils aus Emotion und Kognition, Erfahrung und Wissenserwerb, Denken, Wollen und Handeln (vgl. Siebert 2011, S. 44). „Zu den Kompetenzen gehört „implizites Wissen", das sich auch in Intuition, Ahnung, „Fingerspitzengefühl" äußert" (Siebert 2011, S. 44).

Nach Siebert ist Handlungskompetenz ohne Wissen nicht denkbar, wobei Wissen als kognitive Leistung betrachtet wird. Vor dem Hintergrund, dass eine kognitive Leistung nicht ohne Emotionen erbracht werden kann, wird der Kompetenzbegriff bei Siebert erweitert. „Kompetenzen sind nur dann nachhaltig, dauerhaft, effektiv, wenn sie emotional „gespurt" sind" (Siebert 2011, S. 44).

Es wird deutlich, dass mit dem Begriff Kompetenz sehr unterschiedlich umgegangen wird. Die Gemeinsamkeit ist, dass es um die Entwicklung eines subjektiven Potenzials geht, welches das Individuum befähigt, seine „Umwelt zu begreifen und durch eigenes Handeln sinnvoll und verantwortungsbewusst mitzugestalten" (Schmidt 2012, S. 26). Die Handlungsfähigkeit wird somit auch nicht nur als Wissenserwerb beschrieben, sondern berücksichtigt die Aneignung von Orientierungsmaßstäben und die Weiterentwicklung der Persönlichkeit (vgl. Schmidt 2012, S. 26).

Im Weiteren werden die Kompetenzbegriffe nach Siebert (2011) und Erpenbeck/Rosenstiel (2007) fokussiert. In Bezug auf die klinisch-praktische Kompetenzentwicklung ist in Sieberts Definition der Bezug des Kompetenzbegriffs auf *lebensgeschichtlich erworbene Profile* weiterführend, da er deutlich macht, dass Kompetenzen selten gelernt, aber im Laufe des Lebens, in den verschiedenen Lebens-, Ausbildungszusammenhängen entwickelt, angeeignet werden. Die Definition von Erpenbeck/Rosenstiel macht durch den Dispositionsbegriff deutlich, „wie sehr die Entwicklung von Kompetenzen mit der Persönlichkeit und der Motivation jedes einzelnen zusammenhängt" (Schmidt 2012, S. 30). Neben der Handlungsfähigkeit wird deutlich, dass Kompetenz auch die Handlungsbereitschaft und die Beziehung zwischen Person und Umwelt berücksichtigt.

3.2   Kompetenzentwicklung

Kompetenzen werden nicht punktuell, sondern prozessual erworben. Dabei bedeutet, Entwicklung Veränderung, die eng mit den damit verbundenen Emotionen und der Motivation zum Lernen zusammenhängt. Die Vermittlung von Kompetenzen ist stets eine Wissensvermittlung, eine Wertevermittlung und eine Entwicklung von Bewältigungsstrategien. Die Genese von Handlungskompetenz, d. h. die Aneignung von Wissen und Fähigkeiten, ist mit einem veränderten Verhalten verbunden. Kompetentes Handeln basiert somit auf einem langfristigen Lernprozess, der Kompetenzen generiert (vgl. Erpenbeck/Sauter 2010a, S. 27). Dieser Lernprozess orientiert sich an vier Aspekten:

Erstens, an **Handlungsweisen**, die auf ein zielgerichtetes und bewusstes Agieren gerichtet sind. Sie unterscheiden sich vom Verhalten, da dieses ohne kritische Reflexion auskommt. „Kompetenzentwicklungsprozesse erfordern deshalb Lernprozesse, die durch regelmäßige Rückbesinnung auf die eignen Lernerfahrungen geprägt sind" (Erpenbeck/Sauter 2010a, S. 27).

Wenn Lernen also angeregt werden soll, ist es notwendig, die Handlungs- bzw. Verfahrensweisen sowie deren Ergebnisse des eigenen Deutens wahrzunehmen und zu erkennen. Denn nach Arnold vollzieht sich Lernen stets im Kontext des - eigenen - Deutens (vgl. Arnold 1985, S. 20). Wobei er „die mehr oder weniger zeitstabilen und in gewisser Weise auch stereotypen Sichtweisen und Interpretationen von Mitgliedern einer sozialen Gruppe, die diese zu ihren alltäglichen Handlungs- und Interaktionsbereichen lebensgeschichtlich entwickelt haben" (Arnold 1985, S. 23) als Deutungsmuster beschreibt.

> „Im einzelnen bilden diese Deutungsmuster ein Orientierungs- und Rechtfertigungspotential von Alltagswissensbeständen in der Form grundlegender, eher latenter Situations-, Beziehungs- und Selbstdefinitionen, in denen das Individuum seine Identität präsentiert und seine Handlungsfähigkeit aufrechterhält." (Arnold 1985, S. 23).

„Für das einzelne Individuum sind Deutungsmuster kognitive Verknüpfungen, die biographisch erworben wurden" (Nuissl 2012, S. 240) Arnold (2008) beschreibt in seinem Deutungsmusteransatz, in wie weit Lernen in die biographisch geprägten Lern- und Lebenserfahrungen eines Menschen eingebunden ist. So hält er fest, dass es sich bei dem von ihm beschriebenen Deutungsmusteransatz zunächst um eine Kategorie handelt, „mit der die Motive, die Mentalitäten, die typischen Argumentationsweisen und Widerstände von Erwachsenen verstanden und möglicherweise antizipiert werden können" (Arnold 2008a, S. 73). Deutungsmuster sind nicht starr und verfestigt, sie sind veränderbar. Sie sind „Bestandteil der subjektiven Normalisierungsbemühungen im Rahmen des Lebenslaufs und unterliegen somit einer permanenten Interpretation und Reinterpretation" (Arnold 1985, S. 50). Die Identität eines Menschen wird durch die biographische Kontinuität ihrer Deutungsmuster bestimmt (vgl. Arnold 1985, S. 50). In herausfordernden, auch unter dem Aspekt der Krise wahrzunehmenden Situationen, z. B. neue ausbildungsbedingte Anforderungen/Aufgabenfelder, wie die Arbeit mit ersten realen Patienten oder Überforderung, kann das Individuum eine Identitätskrise erleben (vgl. Siebert 1985, S. 105), weil die biographisch erworbenen und verankerten Deutungsmuster und Handlungsstrategien sich als dysfunktional erweisen (vgl. Arnold 1985, S. 52). Eine begleitende Rückbesinnung/Reflexion kann an dieser Stelle den Kompetenzentwicklungsprozess unterstützen.

Der zweite Aspekt des Lernprozesses hin zu einem kompetenten Handeln basiert darauf, dass **Handeln durch Emotionen bestimmt wird**. Deshalb gilt es in Kompetenzentwicklungsprozessen, kognitive *und* emotionale Strukturen sowie Prozesse aktiv und nachhaltig zu verändern (vgl. Erpenbeck/Sauter 2010a, S. 27). Arnold (2005) verweist darauf, dass die Beständigkeit der Emotionsmuster das individuelle Lernverhalten beeinflusst, sodass es bei der Klärung der biographischen und aktuellen Lebensweltbezüge notwendig ist, die Lernenden bei der Transformation der wiederkehrenden emotionalen Erfahrungen zu unterstützen.

Neu gelernte Verhaltensweisen lassen sich nur dann beständig in das Handlungs-repertoire integrieren, wenn sich die Emotionsmuster transferieren lassen. Der Anschluss an die emotionale Individuierunsglogik des Lernenden und das dabei stattfindende Zusammenwirken kognitiver und emotionaler Differenzierungspro-zesse ist notwendig (vgl. Arnold 2005, S. 252).

Der dritte Aspekt zeigt auf, dass Menschen im Verlauf ihres Lebens für be-stimmte wiederkehrende Problemstellungen **Handlungsroutinen, Deutungs-und Emotionsmuster** aufgebaut haben, auf die sie bei Bedarf und unter Druck im Besonderen zurückgreifen (vgl. Erpenbeck/Sauter 2010a, S. 27).

So wird deutlich, dass Deutungs- und Emotionsmuster, die sehr früh im Lebens-lauf erworben werden, eine nachhaltige Wirkung auf das spätere Leben haben (vgl. Arnold 1985 S. 60). Lernsituationen werden so gedeutet, dass die biogra-phische Kontinuität erhalten bleibt, d. h., dass Emotions- und Deutungsmustern Stabilität und Beharrungstendenz zugeschrieben werden, dass sie keine Diskon-tinuität und Inkompatibilität gegenüber bisherigen Selbstverständlichkeiten im Weltbild zulassen (vgl. Arnold 1985, S. 50). Die Stabilität und Starrheit einge-lebter Deutungsmuster ist das Resultat langfristig eingegangener Bindungen (vgl. Arnold 2008a, S. 56). Diese früh im Leben erworbenen Muster, in denen kultur-typische Gedanken und Orientierungen angelegt sind, die die Basispersönlichkeit ausmachen, sind besonders immun gegen Lern- und Veränderungsprozessen (vgl. Arnold 2008a, S. 67).

Der vierte Aspekt des Kompetenzlernens bezieht sich darauf, dass das **Hand-lungsgeschehen hierarchisch organisiert und gegliedert** ist. „Es ist nicht mög-lich, Handeln allein auf der Interaktionsebene zu trainieren, *ohne* zuvor die situa-tionsübergreifenden Ziele und Pläne verändert zu haben" (Erpenbeck/Sauter 2010a, S. 27, herv. i. O.), das bedeutet, Lernende auf der Planungsebene mit einzubeziehen.

Ausgehend von Nuissl/Siebert (2013), die festhalten, dass Erwachsene lernfähig, aber kaum belehrbar sind, bedeutet dies, dass Lernen in die Zuständigkeit des Lernenden gelegt wird (vgl. Nuissl/Siebert 2013, S. 58). Erwachsene können sich nur entsprechend ihrer eigenen Logik entwickeln. Diese Logik ist bei einem Erwachsenen von seinen biographischen Erfahrungen geprägt, denen er nicht zuwider handeln kann. Eine Veränderung ohne Anschluss an diese Prägung kann nicht gelingen (vgl. Arnold 2010, S. 83).

Die Realität von Schulen und Hochschulen stellt Wissens- und Qualifikationszie-le in den Vordergrund, der Praxistransfer wird beschrieben, aber in der konkreten Durchführung vernachlässigt oder auf Übungen und Fallbeispiele bezogen. Der Praxistransfer erfordert, dass sich die Lernziele auf reale Herausforderungen beziehen (vgl. Erpenbeck/Sauter 2010a, S. 29). Für die Festlegung von Lernzielen im Kompetenzentwicklungsprozess bedeutet dies: Erstens, dass sie sich konsequent auf die Lernenden beziehen. Zweitens, dass die Definition der Lernziele das definierte Kompetenzprofil einbezieht. (vgl. Erpenbeck/Sauter 2010a, S. 28) Drittens, dass Kompetenzlernziele auch Wertziele sind, „die auf die selbstorganisierte Lösung von Praxisproblemen ausgerichtet und somit handlungsorientiert sind" (Erpenbeck/Sauter 2010a, S. 28) und viertens, dass sich „Wissens- und Qualifikationsziele als notwendige Voraussetzungen für Kompetenzziele ableiten lassen" (Erpenbeck/Sauter 2010a, S. 28).

Der vierstufige Lernprozess von Erpenbeck/Sauter eignet sich als strukturierte Basis für die konkrete Planung von Kompetenzentwicklungsprozessen. Es ist ein Ablaufschema, das bei der Wissensvermittlung beginnt, die Wertevermittlung einbindet und in die Kompetenzentwicklung mündet (vgl. Erpenbeck/Sauter, 2010a, S. 31). Der zirkuläre Verlauf macht deutlich, dass Kompetenzen sich im Verlauf und durch das mehrmalige Durchlaufen des Lernprozesses entwickeln. Die vier Stufen sind: Erstens die Wissensvermittlung, -aneignung, zweitens die Qualifizierung, Wissensverarbeitung, drittens der Wissenstransfer in die Praxis und viertens die Kompetenzentwicklung im beruflichen Umfeld (vgl. Erpenbeck/Sauter, 2010a, S. 163) (siehe Abbildung 3).

Nach Erpenbeck und Sauter ist die Drehscheibe jeder Kompetenzentwicklung der Prozess, wie Werte, Regeln und Normen zu etwas Eigenem, Handlungsleitendem, zu Emotionen und Motivationen werden, d. h. der Prozess, in dem Lernende Werte in realen Lernsituationen in Emotionen und Motivation umwandeln (vgl. (Erpenbeck/Sauter 2010b, S. 40). Werte und Wertungsresultate sind das Produkt der Bewertung eines Objektes, einer Eigenschaft, eines Sachverhaltes oder einer Beziehung auf der Grundlage früheren Wissens, früher angeeigneter Werte und sozial erarbeiteter Wertmaßstäbe durch den Lernenden (vgl. Erpenbeck/Sauter 2012b, S. 35).

Emotionen wirken auf psychische Zustände und (Lern)Prozesse ein, diese umgekehrt beeinflussen oder verändern Emotionen selbst. Emotionen bewerten Zustände und Ereignisse, sie erzeugen Handlungsbereitschaft und werden vom Handelnden (Lernenden) erlebt.

> „*Komponenten von Emotionen* sind die kognitive (Reizbewertung), die neurophysiologische (Systemregulation), die motivationale (Handlungsvorbereitung) und die gefühlsbezogene (Kontrol)Komponente." (Erpenbeck/Sauter 2010b, S. 44; herv. i. O.)

Emotionen stellen zum einen die Basis der Motivationen dar, die komplizierte Gefühle, Erfahrungen, Wahrnehmungen und Beziehungen bewerten, zum anderen initiieren sie Handlungsbereitschaft (vgl. Erpenbeck/Sauter 2012, S. 44).

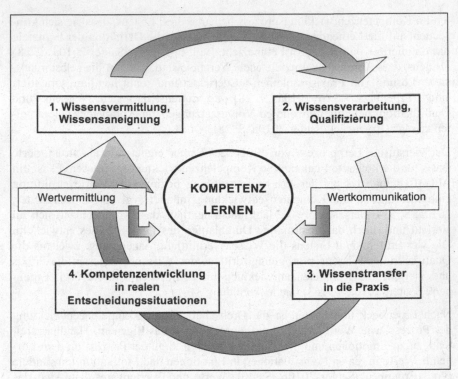

Abbildung 3:   Stufen des Kompetenzlernens, modifiziert (Quelle: Erpenbeck/Sauter 2010a, S. 31)

Unmittelbar gewonnenes Wissen wird demnach flankiert, durch die in Lern- und Erlebensprozessen vollzogene Ausbildung von Emotionen, Motivationen, Werten und Kompetenzen. Da Lernerfahrungen verinnerlichte Komplexe von Wissen und Werten sind, zu eigenem Gedächtnisbesitz und zu eigenen Emotionen bzw. Motivationen führen, können sie somit nur selbst handelnd, selbst organisiert angeeignet werden. Dieser Aneignungsprozess, der Verinnerlichung von Werten ist der Schlüsselprozess jeder Werteaneignung und jedes Kompetenzlernens und wird von Erpenbeck und Sauter Interiorisation bzw. Internalisation genannt (vgl. Erpenbeck/Sauter 2010b, S. 40f).

Eine Herausforderung des Interiorisationsprozesses, des Kompetenzlernens ist es, den Lernenden eine Möglichkeit zu bieten, ihre Kompetenzen selbstorganisiert in einem kommunikativen Prozess mit Lehrenden und Lernpartnern zu initiieren, da der oben beschriebene Prozess nur in einem Kommunikationsprozess, in Netzwerken erfolgen kann. (siehe Abbildung 3)

3.3 Emotionale Kompetenz im Rahmen der Kompetenzentwicklung

Emotional kompetent ist nach Arnold jemand, der um die Wirkungsweise des Emotionalen weiß, sie nüchtern bei sich und anderen in Rechnung stellen kann und den Eindruck der Verfälschung vermeidet (vgl. Arnold 2013b, S. V).

Nach Arnold entwickelt sich emotionale Kompetenz im Rahmen emotionalen Lernens. Dieses Lernen stützt sich auf die Entwicklung von drei Fähigkeiten. Erstens, die Fähigkeit, die eigenen Gefühle zu verstehen (Emotionale Bewusstheit), zweitens, die Fähigkeit, Gefühle sinnvoll zum Ausdruck zu bringen (Kommunikationsfähigkeit) und drittens, die Fähigkeit, anderen zuzuhören und sich in ihre Gefühle hineinversetzen zu können (Beziehungsfähigkeit) (vgl. Arnold 2005, S. 119). Diese drei Dimensionen emotionaler Bildung ermöglichen eine Veränderung unbewusster und bewusster emotionaler Reaktionen in eine bewusste Gestaltung und Handhabung.

„Der Weg zur emotionalen Kompetenz ist ein Weg vom unbewussten zum bewussten Leben." (Arnold 2005, S. 117) Arnold beschreibt diesen Weg als einen, der über die reflexive Erkenntnis eigener Deutungs- und Emotionsmuster geht und damit die Rücknahme unbewusster Projektionen ermöglicht. In Stresssituationen - und das können logopädische Diagnostik-, Therapie-, Beratungssituationen (Entscheidungssituationen) sein - wird auf frühe Denk- und Erfahrungsmuster zurückgegriffen, um in dieser nicht überschaubaren Situation selbst Eindeutigkeit herzustellen. Je druckvoller die Situation ist, umso entschiedener wird in dieser Situation auf frühere Emotions- und Deutungsmuster zurückgegriffen. Diese Entschiedenheit hemmt zum einen die Möglichkeit, die bestehenden Emotions- und Deutungsmuster zu verändern, zum anderen verhindert sie den Weg in die Selbstreflexion und in eine veränderte Handlungskompetenz.

Die Identitätsentwicklung eines Individuums ist ein biographisches Bemühen um eine Balance der inneren und äußeren, sowie der vergangenen, gegenwärtigen und zukünftigen Deutungs- und Emotionsmuster. Eine mögliche Identitätstransformation wird als Prozess verstanden, der durch vier Schritte: Kontinuität, Identitätserschütterung, Identitätskrise und Identitätstransformation gekennzeichnet ist (vgl. Arnold 1990, S. 299) (siehe Abb. 4). Dabei ist zu berücksichtigen, dass sich das Individuum nur zu seinen Bedingungen dem Neuen aussetzt. Die mögliche neue Wirklichkeit konstruiert es so, wie es ihm möglich ist, sie auszuhalten (vgl. Arnold 2013b, S. 33).

Ein Aspekt des Lernens ist das Streben des Subjekts nach Kontinuitätssicherung (Kontinuität des Subjekts). So sind die biographisch erworbenen Lebensentwürfe Deutungsmuster, „die in vergangenen und gegenwärtigen Interaktionsbeziehungen der sozio-biographischen Entwicklung erworben wurden, in mehr oder weniger konstanter Weise als „sicheres" Orientierungs- und Verhaltenspotential" (Arnold 1985, S. 52; herv. i. O.) identitätsintegrierend und -sichernd aufeinander abgestimmt. Das Subjekt strebt nach Deutungsmustern, die biographische Kontinuität ermöglichen.

Diese Kontinuität kann dennoch durch die Konfrontation mit Neuem, z.B. neue Interaktionssysteme, neue Inhalte, neue Ausbildungsanforderungen erschüttert werden (Identitätserschütterung). Das bestehende kognitive und motivationale Gleichgewicht ist irritiert, Wert- und Verhaltensmuster werden infrage gestellt. Neue Verhaltensmuster und Orientierungen müssen erworben werden. Die dadurch auftretenden Dissonanzen können zu einem Identitätsstress und im Weiteren zu einer Desorientierung führen (vgl. Arnold 2008a, S. 58).

Bedingt durch den Identitätsstress, der durch die Krise ausgelöst werden kann (Identitätskrise), kann Neues mit den bisherigen Deutungsmustern nicht verstanden und verarbeitet werden. Fühlt sich das Subjekt mit den bisher erworbenen Kenntnis-, Wissensbeständen, Identitätsentwürfen und Qualifikationen gegenüber der neuen Lebenssituation nicht gewachsen, entsteht eine Identitätskrise, in der angelegte Deutungsmuster infrage gestellt und neue Ziele aufgestellt werden können (vgl. Arnold 2008a, S. 53)

Bedingt durch den Identitätsstress, der durch die Krise ausgelöst werden kann (Identitätskrise), kann Neues mit den bisherigen Deutungsmustern nicht verstanden und verarbeitet werden. Fühlt sich das Subjekt mit den bisher erworbenen Kenntnis-, Wissensbeständen, Identitätsentwürfen und Qualifikationen gegenüber der neuen Lebenssituation nicht gewachsen, entsteht eine Identitätskrise, in der angelegte Deutungsmuster infrage gestellt und neue Ziele aufgestellt werden können (vgl. Arnold 2008a, S. 53)

Der Lehrende kann diesen (Lern)Prozess unterstützen, er kann ihn nicht erzeugen (vgl. Arnold 2008a, S. 59). Daraus leiten sich zwei grundsätzliche Konsequenzen für die Lehrenden ab: Erstens ist zu beachten, dass Lernende sich nur aus sich heraus verändern, also selbstreferentiell und autopoietisch gesteuert sind (vgl. Arnold 2013b, S. 83). Zweitens gilt, bei der Transformation von Primärkonstrukten darauf zu achten, die vorhandenen Haltungen, Einstellungen und Kompetenzen der Lernenden als Ressourcen zu betrachten und wertzuschätzen. Veränderung kann nur gelingen, wenn die Anliegen der Lernenden, auch im Hinblick auf die in den Lernenden enthaltenen Infragestellungen der Primärkonstrukte, gesehen werden (vgl. Arnold 2013b, S. 20). Didaktisch bedeutet dies, dass der Lehrende „in der Lage ist, vorhandene Deutungen zu erspüren, zu erkennen und aufzugreifen, um in einem strukturierenden, vergleichenden Prozess

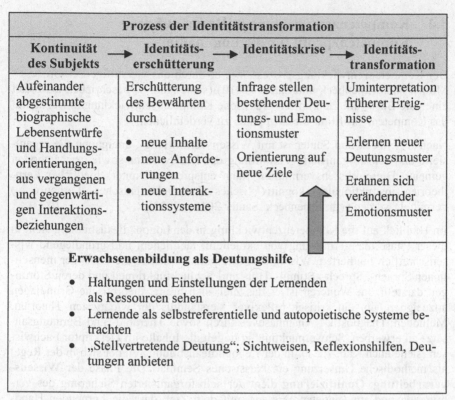

Prozess der Identitätstransformation			
Kontinuität des Subjekts →	**Identitäts-erschütterung** →	**Identitätskrise** →	**Identitäts-transformation**
Aufeinander abgestimmte biographische Lebensentwürfe und Handlungs-orientierungen, aus vergangenen und gegenwärti-gen Interaktions-beziehungen	Erschütterung des Bewährten durch • neue Inhalte • neue Anforde-rungen • neue Interak-tionssysteme	Infrage stellen bestehender Deu-tungs- und Emo-tionsmuster Orientierung auf neue Ziele	Uminterpretation früherer Ereig-nisse Erlernen neuer Deutungsmuster Erahnen sich verändernder Emotionsmuster

Erwachsenenbildung als Deutungshilfe

- Haltungen und Einstellungen der Lernenden als Ressourcen sehen
- Lernende als selbstreferentielle und autopoietische Systeme be-trachten
- „Stellvertretende Deutung"; Sichtweisen, Reflexionshilfen, Deu-tungen anbieten

Abbildung 4: Prozess der Identitätstransformation, modifiziert (Quelle: Arnold 1990, S. 299)

neue und weiterführende Sichtweisen anzubieten, bzw. besser: zugänglich zu machen" (Arnold 2008a, S. 34), also stellvertretend zu deuten. „„Stellvertretende Deutung" wird dabei verstanden als professionelle Hilfeleistung für Erwachsene in Identitätskrisen." (Arnold 1990, S. 300, herv. i. O.) Die Lehrenden überneh-men an dieser Stelle die Rolle eines Lernbegleiters, -beraters, der um die Relati-vität der eigenen und fremden Deutungen weiß, der die Widersprüchlichkeiten stehen lassen kann, der eine Veränderungsoffenheit bezüglich der Lernziele hat, der mit Unsicherheit umgehen kann, der um die Wirkungsoffenheit von Lernef-fekten weiß sowie eine Beobachterhaltung gegenüber dem Lernprozess einneh-men kann (vgl. Schüßler 2012, S. 134). Voraussetzung für die Begleitung des Identitätstransformationsprozesses ist aber die Fähigkeit und Bereitschaft des Individuums, sich auf eine „Suchbewegung" einzulassen (vgl. Arnold 2008b, S. 89).

3.4 Kompetenzentwicklung in Bezug auf das Kompetenzprofil für die Logopädie

Der Kompetenzentwicklungsprozess, wie er durch das vierstufige Lernprozess - Modell nach Erpenbeck und Sauter (2010) (siehe Abb. 3) beschrieben ist, bietet eine gute Basis, um die klinisch-praktische Kompetenzentwicklung in Bezug auf das Kompetenz-profil für die Logopädie zu verdeutlichen.

Nach Erpenbeck und Sauter ist mit Wissensvermittlung-, aneignung die organisierte und selbstorganisierte Vermittlung des Basiswissens sowie der Methoden gemeint. Diese Wissensvermittlung kann entsprechend unterschiedlicher Lerntheorien (instruktionales-, kognitivistisches-, konstruktivistisches-, Lernen u. a.) vermittelt werden (vgl. Erpenbeck/ Sauter 2010a, S. 32).

Im Hinblick auf die Kompetenzentwicklung in der Logopädieausbildung steht in dieser Phase die Vermittlung von aktuellem, fachlichem und grundlegend wissenschaftlich fundiertem Wissen im Mittelpunkt, welches die Basis der menschlichen Sprach-, Sprech-, Stimm-, Hör- und Schluckfunktionen und deren Störungen darstellt. Im Weiteren ist es das Ziel, sich breite, theoretische Grundlagen anzueignen, um ein kritisch reflexives Verständnis der wichtigsten Theorien, Methoden, Diagnostik-, Anamneseverfahren sowie Therapie- und Beratungsansätze zu erwerben. Schwerpunktmäßig liegen die Inhalte im Deskriptor Fachwissen (siehe auch Kap. 2.2.1). In der Logopädieausbildung eignet sich in der Regel als methodische Umsetzung ein klassisches Seminar. Die Phase der **Wissensverarbeitung, Qualifizierung** dient der selbstorganisierten Sicherung des vermittelten und angeeigneten Wissens, mit dem Ziel, dass die Lernenden Handlungskompetenzen für das Lösen zukünftiger beruflicher Aufgaben entwickeln und ihre (therapeutische) Entscheidungsfähigkeit stärken. Das ermöglicht den Lernenden eine Qualifizierung entsprechend ihrer individuellen Lernpersönlichkeiten (vgl. Erpenbeck/Sauter, 2010a, S. 33).

Bezogen auf das Kompetenzprofil für die Logopädie bezieht sich diese Phase auf die Fähigkeit aus einer Bandbreite relevanter Diagnostikverfahren, logopädischer Therapieansätze und lösungsorientierter Gesprächsführungstechniken, sowie therapeutischer Prinzipien auszuwählen und diese anwenden zu können sowie Entscheidungen für die Lösung individueller Probleme zu treffen.

In der klinisch-praktischen Logopädieausbildung wird die Wissensverarbeitung durch „Praktische Übungen unter Anleitung" und „Hospitationen" unterstützt. Praktische Übungen unter Anleitung sind Veranstaltungs- bzw. unterrichtsbegleitende Übungen ohne Patienten, in denen Tests, Diagnostik-, Anamnese- und Therapieverfahren, Gesprächsführungstechniken sowie Beratungssituationen z. B. in Form von Rollenspielen oder Fallbesprechungen durchgeführt und ausgewertet werden. Hospitationen im Rahmen der logopädischen Ausbildung sind Beobachtungen einer Diagnostik-, Anamnese-, Therapie-, Beratungs- und Ausbildungssupervisionssituation mit dem Ziel, Einblicke in logopädische Handlungsfelder zu bekommen und selbstreflexive Methoden aus einer noch beobachtenden Distanz zu entwickeln. Die Hospitationen und die praktischen Übungen unter Anleitung erweitern die im Entwicklungsprozess befindlichen logopädischen Kompetenzen im Besonderen im Bereich der Deskriptoren der Fertigkeiten und der Sozialkompetenz. (siehe auch Kap. 2.2.2)

Der **Wissenstransfer in die Praxis**, dient der Überwindung erster realer Herausforderungen und Problemen. Entscheidungen sollen in realen Transferaufgaben und in Praxisprojekten erprobt werden, in denen Erfahrungswissen systematisch ausgetauscht und weitergegeben und in einem Kommunikationsprozess gemeinsam weiterentwickelt werden. Zum einen sollen Lernen und Arbeiten zusammenwachsen, indem erworbenes Wissen auf Problemstellungen und Projekte der persönlichen Ausbildungs- und Arbeitswelt angewendet wird (Individualisierung). Zum anderen geht es um eine Professionalisierung durch einen zunehmend komplexer werdenden Interiorisationsprozess, in dem eine kontinuierliche Entwicklung der eigenen Kompetenzen und des persönlichen Planungs- und Interaktionshandelns möglich wird (vgl. Erpenbeck/Sauter, 2010a, S. 37).

Bezogen auf das Kompetenzprofil ermöglicht diese Phase das Lernen des Steuerns logopädischer Diagnostik-, Therapie- und Beratungsprozesse sowie das Wahrnehmen von Patientenpräferenzen. Eine klientenzentrierte Grundhaltung in der Kommunikation kann sich entwickeln und im Austausch mit Lehrenden und Lernpartnern entstehen. Weiterhin können sich Sicherheiten im Vertreten komplexer fachbezogener Themen des Diagnostik-, Therapie- und Beratungsprozesses entfalten, wie auch die Fähigkeit erworben werden, argumentativ zu begründen, zu diskutieren und Themen und Prozesse weiter zu entwickeln. Der Schwerpunkt liegt auf dem Deskriptor Sozialkompetenz. (siehe auch Kap. 2.2.3)

In der klinisch-praktischen Logopädieausbildung werden die Lernenden durch die eigenverantwortliche Durchführung logopädischer Anamnesen, Diagnostiken, Therapien und Beratungen mit einem Patienten, unter fachlicher Aufsicht und Anleitung (therapeutisches Arbeiten unter Ausbildungssupervision) an der ausbildenden Institution in dieser Phase der Kompetenzentwicklung begleitet.

Die **Kompetenzentwicklung in realen Entscheidungssituationen** im beruflichen Feld beinhaltet die Entwicklung neuer Lösungsmuster durch Erfahrungslernen in realen (logopädisch-therapeutischen) Situationen.

Das Kompetenzprofil für die Logopädie beschreibt, dass ausgehend von einer individuellen klinischen Fragestellung, eines individuellen Profils von Beeinträchtigungen und Ressourcen (Diagnostikergebnis) die Logopädin den logopädischen

Untersuchungs- und Diagnostikprozess sowie den logopädischen Therapie- und Beratungsprozess führt und selbst steuern kann. Das beinhaltet die Anforderungen, die der Deskriptor Selbstständigkeit beschreibt (siehe auch Kap. 2.2.4).

Die klinisch-praktische Kompetenzentwicklung in der Logopädenausbildung erfolgt im Rahmen von Praktika. Praktika finden außerhalb der ausbildenden Institution statt und ermöglichen durch die Mitarbeit in einer Institution im beruflichen Feld die Vertiefung fachlicher, therapeutischer und beratender Kenntnisse, Fähigkeiten und Kompetenzen. Die Absolvierung eines Praktikums setzt voraus, dass ausreichende Kenntnisse vorhanden sind, die es erlauben, dass die Lernenden unter Aufsicht Gelerntes umsetzen können. Voraussetzung für eine erfolgreiche Entwicklung in dieser Phase ist das Zusammenführen selbstorganisierter, individueller Lernprozesse und die Einbindung in entsprechende Lernsysteme, wie z.B. einem Netzwerk aus Lehrenden, klinischen Logopäden, und/oder niedergelassenen Logopäden, Supervisoren und anderen Lernpartnern. Die Handlungs- und Kommunikationsprozesse mit Mitgliedern dieses Netzwerkes flankieren und sichern den Kompetenzentwicklungsprozess (vgl. Erpenbeck/Sauter, 2010a, S. 38).

Der Kompetenzentwicklungsprozess der angehenden Logopäden, wie er auf der Grundlage des Kompetenzprofils für die Logopädie als Ziellinie markiert ist, impliziert auch den **Prozess der Entwicklung der emotionalen Kompetenz**. Das Kompetenzprofil für die Logopädie beschreibt Kompetenzen, die sich der emotionalen Kompetenz zuordnen lassen. Im Folgenden werden Kompetenzen des Kompetenzprofils für die Logopädie auf die drei Aspekte: Emotionale Bewusstheit, Kommunikationsfähigkeit und Beziehungsfähigkeit bezogen (vgl. Arnold 2005, S. 119). Deren Entwicklung wurde bereits in Kapitel 3.3 in Form des Identitätstransformationsprozesses nach Arnold (1990) beschrieben.

Emotionale Bewusstheit bedeutet die Fähigkeit, eigene ungenaue Reaktionstendenzen zu erkennen und diese in aktuellen Geschehnissen zu vermeiden, bzw. korrigieren zu können, d. h. sich aus projektiven Verstrickungen befreien und die eigenen Gefühle verstehen zu können (vgl. Arnold 2005, S. 118).

Im Kompetenzprofil für die Logopädie findet sich dieser Aspekt in Form einer beschriebenen Reflexionsfähigkeit. Die Logopädin reflektiert fortlaufend Möglichkeiten, Grenzen und ethische Implikationen des eigenen Handelns, das eigene Kommunikationsverhalten sowie den logopädischen Therapie- und Beratungsprozess (vgl. Rausch et al. 2014, S. 28-66).

Beziehungsfähigkeit ist die Fähigkeit, den Standpunkt und die Gefühle einer anderen Person möglichst genau identifizieren zu können. Zu wissen, was andere fühlen, beschreibt Arnold (2013) als die Wurzel der Empathie, der Einfühlung. Die Einfühlung ermöglicht, versteckte soziale Signale wahrzunehmen, die dem

Subjekt (Logopädin) anzeigen, was ein Anderer (Patient) braucht (vgl. Arnold 2013b, S. 62).

Das Kompetenzprofil für die Logopädie stellt dar, dass die Logopädin, ausgehend von der asymmetrischen Kommunikation, in der Lage ist, verantwortlich die Autonomie und die Selbstständigkeit der Patienten zu berücksichtigen, dass sie die Ressourcen, die Leistungs- und die Entwicklungsmöglichkeiten der Patienten erkennt. Sie kann ebenso die Vielzahl veränderlicher Variablen auf Seiten des kommunikationsbeeinträchtigten Gesprächspartners, sowie die individuellen, psychosozialen und kulturellen Besonderheiten wahrnehmen und berücksichtigen, das beinhaltet, dass sie Patientenpräferenzen erkennt. Des Weiteren nimmt sie Bedarfe der Studierenden, die sie z.B. in einem Praktikum begleitet, wahr und berücksichtigt flexibel ihre Beobachtungen bezüglich der logopädischen Arbeit der Studierenden (vgl. Rausch et al. 2014, 28-66).

Kommunikationsfähigkeit ist die Fähigkeit, inneres Erleben und emotionale Erfahrung mit anderen austauschen zu können. Es ist die Interaktionsfähigkeit und Interaktionsstruktur, die es dem Subjekt (Logopädin) ermöglicht, kooperativ mit anderen (Patienten, Angehörige, Teammitglieder) in Kommunikation zu treten (vgl. Gillen 2006, S. 101). Beziehungsfähigkeit und Kommunikationsfähigkeit bilden eine tragende zwischenmenschliche Qualität, die die gegenseitige Weiterentwicklung der Persönlichkeit unterstützt (vgl. Einsiedler 2005, S. 72).

Bezogen auf das Kompetenzprofil kann die Logopädin aus einer Bandbreite relevanter lösungsorientierter Gesprächsführungstechniken auswählen und Beratungen mit Berücksichtigung auf die individuellen Probleme der Patienten führen. Sie wendet eine klientenzentrierte Grundhaltung in der Kommunikation an. Des Weiteren kann sie angepasst an die kommunikativen Möglichkeiten der Patienten und der Angehörigen komplexe Zusammenhänge kommunizieren. Im interdisziplinären Team kann sie komplexe fachbezogene Themen des Diagnostik-, Therapie- und Beratungsprozesses argumentativ begründen, diskutieren und weiter entwickeln. Es ist ihr möglich, mit Studierenden so zu kommunizieren, dass sie ihr Leistungs- und Entwicklungspotential ausschöpfen können, und sie verfügt über Feedbackprozesse zur Begleitung und Unterstützung der Kompetenzentwicklung von Studierenden (vgl. Rausch et al. 2014, 28-66).

In der klinisch-praktischen Kompetenzentwicklung werden die drei Aspekte der emotionalen Kompetenz in Form von Übungen (zur Befunderhebung, -Therapieplanung und -Beratung), im praktischen Unterricht in Form von Rollenspielen und am intensivsten im Rahmen der Ausbildungssupervision, die sich im Anschluss an eine von den Lernenden durchgeführte logopädische Diagnostik-, Therapie- und Beratungseinheit anschließt, umgesetzt.

3.5   Reflexion in Bezug auf die Fragestellung

Das hier dargestellte Vier-Stufen-Kompetenzentwicklungsmodell nach Erpenbeck und Sauter (2010) bildet eine solide Basis, um Kompetenzen bzw. den Prozess der Kompetenzentwicklung im Allgemeinen zu beschreiben. So lässt sich mit dem Modell auch der notwendige Kompetenzentwicklungsprozess in der Logopädieausbildung abbilden. Neben der Aneignung fachlichen Wissens ist die Erweiterung um die Entwicklung der emotionalen Kompetenz, so wie es Arnold (1990) in dem Identitätstransformationsprozess beschreibt, für das Berufsfeld des Logopäden, basierend auf dem Kompetenzprofil für die Logopädie, wesentlich. Aus dem Kompetenzprofil für die Logopädie lassen sich sowohl fachliche, emotionale, reflexive, motivationale als auch wertorientierte Kompetenzen ablesen. Im beruflichen Handeln einer Logopädin spiegelt sich die emotionale Kompetenz in dem fortlaufenden Reflexionsprozess, der das eigene Handeln sowie den logopädischen Therapie- und Beratungsprozess, die Beziehung zum Patienten, den Angehörigen und den Mitgliedern aus dem Team im Fokus hat. Aus der Begleitung dieses Prozesses soll sich die Fähigkeit entwickeln, reflexiv, eigenständig und eigenverantwortlich zu handeln.

Im Hinblick auf die Umsetzung der klinisch-praktischen Logopädieausbildung lassen sich aus dem Vier-Stufen Modell und aus dem Identitätstransformationsprozess wichtige Hinweise für die anzuwendenden Methoden und deren Entwicklung für die klinisch-praktische Kompetenzentwicklung ableiten.

Entwicklung bzw. Veränderung ist das, was der Lerner durch Verwandlung äußerer Impulse aus sich heraus zu gestalten vermag. Diese Verwandlung entzieht sich dem Beobachter, wenn er nur vom inhaltlichen Anspruch bzw. von Standards her auf den Lernprozess des Lernenden schaut. „Wirksame Lehre ist deshalb eine Lernbegleitung" (Arnold 2013a, S. 56), die geprägt ist durch vielfältige Angebote bezogen auf den Inhaltszugang, aber auch durch Irritation und Konfrontation. Dies wird in Kapitel 4.1.2 weiter vertieft.

Die von Arnold postulierte Lernbegleitung, die ihre Wirksamkeit vor allem darin entfaltet, dass sie sich an der Logik der Lernenden und weniger an der eigenen Didaktisierung orientiert (vgl. Arnold 2013a, S. 56), ist mit der in der klinisch-praktischen Logopädieausbildung praktizierten Ausbildungssupervision zu vergleichen. Zur Entwicklung der einzelnen notwendigen berufsspezifischen, klinisch-praktischen Kompetenzen scheint die Ausbildungssupervision als integraler Bestandteil der klinisch-praktischen Logopädieausbildung demnach eine geeignete Methode zu sein.

4 Supervision in der klinisch-praktischen Logopädieausbildung

Um gezielt auf das Konzept der Ausbildungssupervision in der klinisch-praktischen Logopädieausbildung eingehen zu können, werden Supervisionsdefinitionen und unterschiedliche theoretische Hintergründe der Supervision aufgezeigt, und beschrieben, auf welches Definitionsverständnis und welchen theoretischen Hintergrund sich im Weiteren bezogen wird.

4.1 Definitionen

In den ethischen Leitlinien der Deutschen Gesellschaft für Supervision (DGSv) wird Supervision beschrieben als

> „ein Beratungsverfahren, das sich auf Abläufe und Fragen bei der beruflichen Arbeit bezieht, auf Probleme der darin involvierten Menschen und auf ihre Beziehungen. Sie dient gleichermaßen der Emanzipation als auch der Bindung, der Ermöglichung neuer Sichtweisen und der persönlich-professionellen Weiterentwicklung von Einzelnen, Gruppen, Teams und Organisationen. Dabei werden verschiedene Dimensionen einbezogen: Person, Beruflicher Auftrag und Rolle, Organisation, Zusammenarbeit und Abgrenzung, Rahmenbedingungen, Gesellschaftliche Bezüge." (DGSv 2003, S. 4)

Daraus ergibt sich, dass Supervision auf Reflexions- und Klärungsprozesse ausgerichtet ist, die sich durch die folgenden sechs Aspekte als Schwerpunkte der Supervision beschreiben lassen: Unterstützung bei einer Selbstklärung, Stärkung der Selbstsicherheit, Förderung von Reflexivität und Rationalität, Förderung des Autonomicpotentials, Entwicklung neuer Handlungsperspektiven und Steigerung der Professionalität (Schlee 2012, S. 9).

Supervision kann demnach als eine Beratungsform verstanden werden, bei der Ratsuchende durch die Reflexion ihrer beruflichen Arbeit neue Perspektiven gewinnen und ihr persönliches Handlungswissen für die eigene Praxis weiter entwickeln. Ziel von Supervision ist es, die berufliche Handlungssicherheit zu fördern, das professionelle Selbstverständnis zu stärken und die Selbstbestimmung im Berufsalltag zu erweitern. Somit geht es vornehmlich um Reflexion und Klärung, um Erkennen und Begreifen, um Einsichten, um einen Lernprozess (vgl. Schlee 2004, S. 15).

Supervision bezieht sich auf den Menschen, d. h. dass eine grundsätzliche menschliche Bezogenheit existiert. Sie bezieht sich auf den Kontext von Menschen und dessen Interaktionen. So können sich die von Supervisanden vorgetragenen Problemlagen bei genauerer Analyse als gemeinschaftlich entstandene Schwierigkeiten im Sinne einer Subjekt-Subjekt Beziehungsproblematik darstellen. Die Darlegung des sozialen Kontextes und die Entfaltung sozialer Systeme „gilt neben der Störungsbeseitigung als oberstes supervisorisches Ziel" (Möller 2012, S. 70). Daraus ergibt sich, dass Supervision in der Regel nicht als einmaliges Geschehen, sondern über einen längeren Zeitraum in einem kontinuierlichen Zusammenhang erfolgt (vgl. Schlee 2004, S. 15).

Nach Schreyögg (2010) kann Supervision durch fünf charakteristische Aspekte dargestellt werden:

(1) durch die inhaltlich zentrierte Auseinandersetzung, Analyse sozialer Handlungsvollzüge der Supervisanden (Lernenden) und des Kontextes
(2) durch die Realisierung der drei Beratungsaufgaben: kognitiv-orientierende Fachberatung, psychotherapie-ähnliche Beratung oder die Organisationsentwicklung
(3) durch den kontextuellen Rahmen, in dem Supervision stattfindet
(4) durch die supervisorische Beziehung, die sich in der thematischen Auseinandersetzung mit den jeweils kontextbezogenen Beratungsaufgaben realisiert
(5) durch die supervisorische Situation, die durch die Beziehungen, die Themen und den Kontext charakterisiert und vom Supervisor professionell, entsprechend eines konzeptionellen Ansatzes, gehandhabt wird (vgl. Schreyögg 2010, S. 23).

Nach Steinhardt (2009) stellt Supervision einen speziell arrangierten Ort dar, in dem in einer klar definierten Beziehung zwischen Supervisor und Supervisand berufsbezogene Erfahrungen des Supervisanden den Fokus gemeinsamen Nachdenkens darstellen. Die in der Supervision gemachten Erfahrungen können dann zum Ausgangspunkt neuer Erkenntnisse und Handlungsweisen werden (vgl. Steinhard 2009, S. 5). Zu behandelnde Probleme sind oftmals auf mehreren Ebenen angesiedelt, die zudem in wechselseitiger Abhängigkeit zueinander stehen (vgl. Steinhard 2009, S. 6). Die unter-schiedlichen Supervisionsformen (z. B. Ausbildungssupervision oder berufsbegleitende Supervision) sind vom jeweiligen Kontext sowie den vorherrschenden Rahmenbedingungen abhängig (vgl. Thiel 2013, S. 85).

Allen Begriffsdefinitionen gemein ist, dass Supervision auf die Professionalisierung im beruflichen Kontext zielt. „Dieser Prozess erfolgt durch die angeleitete Reflexion subjektiver Denk- und Verhaltensmuster." (Thiel 2013, S. 85) Durch die Entwicklung alternativer Handlungsstrategien und der damit entstehenden Handlungssicherheit der Supervisanden kann von einer Steigerung der Handlungskompetenz ausgegangen werden. Dies impliziert die Fähigkeit, das eigene Denken und Handeln kritisch hinterfragen zu können und die eigene Wahrnehmung auf sich selbst und die Umwelt zu schärfen. So kann Supervision als ein kritisch angelegter Prozess der Selbstreflexion verstanden werden. Die Wirklichkeit, die für den Supervisanden nicht mehr oder noch nicht wahrnehmbar ist, wird durch die Supervision wieder in den Blick genommen, sodass Unbewusstes wieder bewusster wird (vgl. Pühl/Schmiedbauer 1993, S. 23).

Dieses Begriffsverständnis von Supervision soll der Arbeit im Folgenden zugrunde gelegt werden, da es verdeutlicht, dass der Weg zu einer beruflichen Professionalisierung über die Auseinandersetzung mit der eigenen Persönlichkeit möglich ist.

4.1.1 Theoretische Ansätze

Möller (2012) und Thiel (2013) weisen darauf hin, dass die noch junge Disziplin Super-vision über keinen eigenen Theoriepool verfügt. So wird im Folgenden ein Überblick, ausgewählter theoretischer Ansätze in der Supervisionsarbeit gegeben. Die Auswahl orientiert sich an zwei Punkten: zum einen daran, dass der Supervisand als Mitglied eines organisatorischen Systems in seiner Interaktion von dem institutionellen Kontext seiner beruflichen Tätigkeit beeinflusst wird (vgl. Möller 2012, S. 63f) und zum zweiten, dass der Supervisand seine innere Arbeitsweise selbst organisiert (autopoietisch und selbstreferentiell) (vgl. Neumann-Wirsig 2011, S. 75).

Die Entwicklung des **integrativen Supervisionsansatzes** wurde zu Beginn beeinflusst von unterschiedlichen gesellschaftstheoretischen und sozialpsychologischen Anschauungen, wie beispielsweise von Theodor W. Adorno, Michel Foucault, Jean Paul Sartre und Paul Goodman. Ergänzt wurde sie durch Referenztheorien der Gestalttherapie (des Ehepaars Pearls) und psychodramatischer Verfahrensweisen (Moreno) (vgl. Thiel 2013, S. 89).

Die integrative Supervision fokussiert zum einen den Veränderungsprozess vom Ist-Zustand in den Soll-Zustand, zum zweiten die grundsätzlichen Wirkfaktoren von Veränderung, drittens die Gestaltung der Beziehungen zu den Supervisanden und die Handhabung der aktuellen Situation. Ein individualistisches Prinzip umfasst die Zielstruktur der integrativen Supervision. Dazu gehören die ganzheitliche Entwicklung des Supervisanden und die Auseinandersetzung und Lösung personenimmanenter Blockierungen. Im Fokus der Arbeitsebene stehen somit die biographische Genese der Supervisanden und die persönlichen Potenziale in personaler, sozialer und fachlicher Hinsicht. Das Ziel ist, den Supervisanden die Förderung von Kompetenzen und ein verändertes Verhalten zu ermöglichen (vgl. Möller 2012, S. 70). Im Supervisionsprozess achtet der Supervisor darauf, dass es eine Rückbindung der vom Supervisanden eingebrachten Themen an den Kontext, bzw. die Institution (das berufliche Feld des Supervisanden) gibt. So werden das Thema und seine Bedeutung sowie die Übertragungs-Gegenübertragungsphänomene auf der individuellen, der interaktionistischen und der institutionellen Ebene beleuchtet (vgl. Möller 2012, S. 72).

Der **systemische Supervisionsansatz** wurde in seiner Entstehungsgeschichte beeinflusst von systemtheoretischen- und konstruktivistischen Annahmen wie beispielweise von Humberto Maturana, Francisco Varela, Niklas Luhmann und Wolfgang Ebert. Nach Thiel (2013) ähnelt die Systemtheorie den Grundzügen des Konstruktivismus, da die Wirklichkeit nicht objektiv erfassbar sei, sondern jeder auf der Grundlage seiner individuellen Erfahrungen, sowie seiner eigenen Ordnungs-, Organisations- und Bezugssysteme sie selbst konstruiert (vgl. Thiel 2013, S. 92).

Innerhalb der systemischen Supervision setzten sich zwei unterschiedliche Ansätze durch, der systemisch-strukturelle und der systemisch-konstruktivistische Ansatz. Der systemisch-strukturelle Ansatz verfolgt „das Ziel, Probleme im Erzählen des Geschehens bzw. im Dialog mit der beratenden Person zu lösen" (Thiel 2013, S. 94). Der systemisch-konstruktivistische Ansatz fokussiert sich auf die momentane subjektive Wirklichkeit, um nach neuen Realitäten zu suchen und die momentane Wahrnehmung um neue Aspekte zu erweitern (vgl. Thiel 2013, S. 94).

Der Supervisand wird bei der systemischen Supervision dazu geführt, die subjektive, selbst konstruierte Wirklichkeit bewusst wahrzunehmen, sodass sich die Erkenntnis entwickeln kann, dass „weitere parallele Realitäten bestehen, die anderen Systementwürfen entstammen und gleichermaßen ihre Berechtigung haben" (Thiel 2013, S. 95).

Die Annahmen Sigmund Freuds bilden die theoretischen Grundlagen der **psychoanalytisch-orientierten Supervision**. „Charakteristisch für dieses ursprünglich pathogenetisch angelegte Theoriekonstrukt ist Freuds Überzeugung, dass psychische wie auch physische Krankheitssymptome auf innerpsychische Konflikte" (Thiel 2013, S. 100) zurückzuführen sind. Der Erklärung der innerpsychischen Widerstände - die auch Anna Freud (1936) als Abwehrmechanismen näher beschreibt - liegen zwei Modellvorstellungen zur Organisation des psychischen Apparates zu Grunde: das topographische Modell, welches eine Unterteilung in unbewusst, vorbewusst und bewusst vornimmt und die Strukturtheorie, die den psychischen Apparat durch die drei Instanzen Es, Ich, und Über-Ich beschreibt.

Die Abwehrmechanismen lassen sich in der psychoanalytisch-orientierten Supervision als Zugänge früherer Lebensgeschichten beschreiben, unter Einbeziehung des gesellschaftlichen und situativen Umfeldes der Supervisanden und der Ich-stabilisierenden bzw. Ich-entwickelnden positiven Bedeutung des Widerstandes. Die Theorie des Innerpsychischen unterstützt im Besonderen den Supervisor, da sie ihm hilft, die Funktionsweise psychischer Systeme zu verstehen, um dadurch komplexere Phänomene deuten zu können. (vgl. Thiel 2013, S. 101ff) Die psychoanalytisch orientierte Supervision arbeitet mit den Erscheinungsbildern des Widerstandes, deren Wahrnehmung und Deutungen. Im Hinblick auf die Bearbeitung von Widerständen nehmen Übertragungs- und Gegenübertragungsphänomene eine wichtige Rolle ein. Das Ziel psychoanalytisch-orientierter Supervision ist es, unbewusste Inhalte durch Deutungen aufzudecken und Einblicke in die Gefühlswelt der beteiligten Personen in der dargestellten Problemkonstellation zu bekommen (vgl. Thiel 2013, S. 105).

Der integrative als auch der systemische Supervisionsansatz werden im Weiteren fokussiert. Sie berücksichtigen u. a., dass Supervision ein Lernen über sich selbst ist im Sinne einer Selbstreflexion, über die Beziehung zu anderen Menschen und über die Realität, die Umwelt und deren Bedingungen. Dabei ist es möglich, sowohl die gegenstandsbezogenen Erfahrungen, als auch die verstehenden Erfahrungen zu einem neuen Erfahrungsraum zusammenfließen zu lassen, um den Prozess der beruflichen Professionalisierung zu unterstützen (vgl. Steinhart, 2009, S. 7). Beide Ansätze finden eine Entsprechung in der beschriebenen Kompetenzentwicklung, wie sie in Kap. 3.2 in Form der vier Aspekte beschrieben ist.

4.1.2 Lernen in der Supervision

Nach Möller (2012) ist der Supervisor ein Transporteur von Wissen, da er auch neue Erkenntnisse aus der Forschung (der Psychotherapieforschung, den Sozialwissenschaften, der Arbeitspsychologie etc.) in die supervisorische Arbeit mit einfließen lässt. Daraus ergibt sich, dass Supervision, d. h. die Beratung professioneller Prozesse didaktisch unterlegt ist, „will sie für sich qualitätssichernde Funktion in Anspruch nehmen" (Möller 2012, S. 311). Diese Wissensvermittlung kann in der Supervision als eine Basisaufgabe verstanden werden, und der Supervisor verkörpert eine Lehrerfunktion (vgl. Möller 2012, S. 311).

Die systemisch-konstruktivistische Didaktik spricht davon, dass Lernen einer eigenen, biografisch-systemischen Logik folgt, die sich anhand von vier Punkten skizzieren lässt: dem selbstreferenziellen System, der Selbstorganisation, der Autopoiese, der Identitätsbildung.

Erstens werden in der systemisch-konstruktivistischen Didaktik Lernende als relativ autonome, **selbstreferenzielle Systeme** beschrieben. So hält Arnold fest, dass Erwachsene lernfähig, aber unbelehrbar sind, da sie systematisch ihre Kognition und ihre Emotionen selber konstruieren, d. h. geschlossene, selbstreferenzielle Systeme sind. Durch äußere Einflussnahme lassen sie sich nur schwer verändern, viel mehr folgen sie ihrer eigenen Logik, die durch biographische Erfahrungen geprägt ist. Lehre kann nach dem systemisch-konstruktivistischen Ansatz ohne den Anschluss an die Prägung und Erfahrung des Subjekts nicht gelingen (vgl. Arnold 2010, S. 83).

Zweitens wird Lernen in dem systemisch-konstruktivistischen Ansatz „in die Zuständigkeit des Lernenden gelegt" (Arnold 2010, S. 83), d. h. Lernen wird **selbstorganisiert**. Irritationen und Störungen können einen individuellen Lernprozess beim Lernenden in Gang setzen, jedoch ist er durch den Lehrenden schwer beeinflussbar (vgl. Arnold 2010, S. 83).

Drittens bezieht sich der systemisch-konstruktivistische Ansatz auf die **Autopoiesis**, auf die Tatsache, dass lebendige Systeme sich durch Eigendynamik und Einzigartigkeit entwickeln und ihre Lebenswelt dadurch gestalten. Lehrender und Lernender sind zwei getrennte, unabhängige, selbstständige Systeme. Sie steuern sich selbst, sie organisieren sich selbst, und sie lernen unabhängig voneinander. Lernen wird so als eine individuelle Konstruktion der eigenen Lebenswelt verstanden (vgl. Arnold 2010, S. 83).

Viertens ist nach dem systemisch-konstruktivistischen Ansatz Erwachsenenbildung **Identitätsbildung**. Im Rahmen der Darstellung des Identitätstransformationsprozesses (Kap. 3.3) wurde deutlich, dass die Identitätsbildung ein reflexives Lernen notwendigerweise nach sich zieht. Neben der Reflektion des Selbst- und Fremdbildes, gehört zur Identitätsbildung auch die Auseinandersetzung mit gesellschaftlich relevanten und öffentlichen Themen (vgl. Arnold 2010, S. 84).

Zusammenfassend zeigt sich, dass die konstruktivistische Erwachsenenbildung den bildungs- und gesellschaftstheoretischen Rahmen, in dem Lernbewegungen des Einzelnen vollzogen werden und der vom Lernenden ausgeht, berücksichtigt (vgl. Arnold 2010, S. 84). Arnold (2010) rückt den „einzelnen als Gestalter seiner Biographie, sowie Veränderer seiner lebensweltlichen und gesellschaftlichen Bedingungen des eigenen Lebens" (Arnold 2010, S. 68) in den Vordergrund. In seinem systemisch-konstruktivistischen Ansatz bezieht er sich stark auf die Kräfte des Gegenübers. Bildung ist demnach als Individualisierung, als Stärkung der Ich-Kräfte des Subjekts zu verstehen. Dass, was ein Mensch aus sich machen kann, ist abhängig von der Anregung, die ihm zuteil wird und der Begleitung bzw. Unterstützung, die er erfährt. Im Sinne einer subjektorientierten Theorie von Bildung ist anzunehmen, dass Krisen den Einzelnen zu Entscheidungen drängen und Lernen als lebendiges sich Erproben, selbstgesteuertes Handeln und als eine handlungsorientierte Suchbewegung verstanden werden kann (vgl. Arnold 2010, S. 69). Dies ist ohne eine umfassende Selbstreflexion nicht zu erreichen. Es geht somit um eine „Wechselwirkung zwischen engagiertem Involviertsein und reflektierender Distanz zum Erlebten" (Arnold 2010, S. 69). Ebenso plädiert Arnold (2010) für eine stärkere Berücksichtigung des Emotionalen, dafür dass Widerstände, Schwierigkeiten und projektive Zuschreibungen in einem Lernprozess berücksichtigt und konstruktiv genutzt werden sollten (vgl. Arnold 2010, S. 70).

Zusammenfassend, ist die Rolle und Haltung der Lehrenden die eines Begleiters, der hinterfragt, dadurch irritiert und zur Selbstreflektion anregt, um selbstgesteuertes Lernen zu unterstützen. Er ist ein Begleiter, ein Vermittler zwischen dem Subjekt und dem Lerninhalt, er macht auf Zusammenhänge neugierig und erweitert den Horizont.

Lernen in der Supervision erfolgt über die Erfahrung einer Beziehung. Eine neue Sichtweise kann durch die emotionale Reinszenierung von Erfahrungen in der Supervision, bezogen auf den als problematisch erscheinenden, arbeitbezogenen Kontext, eröffnet werden. Diese neue Sichtweise kann schmerzlich und somit latent unerwünscht sein und abgewehrt werden. Der Supervisor hat an dieser Stelle die Aufgabe, den Prozess des Verstehens bewusster zu machen (vgl. Steinhardt 2009, S. 5). Dieser Lernprozess ist geprägt durch eine vom Supervisor initiierte Suchbewegung, die die Potentiale und eigenen Kräfte des Supervisanden berücksichtigt. Durch Hinterfragen, Erschütterung, Pertubation können den bestehenden Gewissheiten neue Perspektiven eröffnet werden. Der Supervisand wird angeregt, das Vertraute, - vermeintlich - Gewisse mit einem neuen Blick zu betrachten. Dieser Prozess ist nachhaltig, wenn parallel dazu ein emotionaler Prozess stattfindet, der es dem Supervisanden ermöglicht, sich in dem Neuen zu spüren und es zu seinem Eigenen zu machen. Die Supervision kann dazu führen, dass das in der Supervisionssituation Gelernte im beruflichen Kontext erprobt wird, um dann wieder zu erkennen, dass die Situation einer eigenen Handlungslogik entspricht. Supervision befähigt so den Supervisanden zur Weiterentwicklung und Veränderung seiner bisherigen Deutungsmuster und Handlungsstrategien (vgl. Arnold 2013a, S. 57).

Die Dimensionen des Lernens in der Supervision lassen sich durch drei Aspekte darstellen: Die Rolle, die Person und die Organisation. Der Schnittpunkt dieser drei Systeme ist das vom Supervisanden eingebrachte Thema. (siehe Abbildung 5)

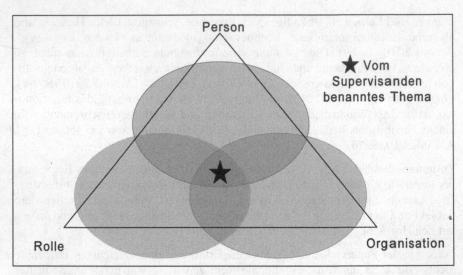

Abbildung 5:   Aspekte des Lernens in der Supervision, modifiziert (Quelle: Bertrams 2012, S. 30)

Die Person ist die Persönlichkeit des Supervisanden mit seiner Biographie, seiner Bildung, seinen Emotionen, Haltungen und Werten. Die Rolle wird definiert durch die berufliche Rolle des Supervisanden, der Berufssozialisation, dem beruflichen Wissen, und der Kommunikationsfähigkeit. Die Organisation stellt den Aufbau, die Strukturen, Regeln, Netzwerke, aber auch Tabus und Rituale der Organisation dar, in der der Supervisand beruflich tätig ist.

Ausgangspunkt supervisorischer Reflexion und damit der Schnittpunkt von Rolle, Person und Organisation, sind Situationen aus der Berufspraxis, die der Supervisand in der Supervision zum Thema macht (in Abb. 5 der Stern). Je nachdem wie das Ziel, das Thema der supervisorischen Beratung (welches der Supervisand benennt) lautet, steht es in dem Dreieck an der Spitze und die anderen beiden stellen den Grund dar, d. h. beziehen sich darauf (vgl. Bertrams 2012, S. 34).

Ein wichtiger Teil in der supervisorischen Arbeit ist es, sich darüber zu verständigen, welches Phänomen jeweils das „Eigentliche", den Grund des vom Supervisanden benannten Themas darstellt: die Interaktion als Person oder die Interaktion in der Organisation, d. h. es geht um die inhaltliche Orientierung von Supervision. Supervision ist gerichtet auf die Auseinandersetzung professioneller Handlungsbezüge, auf die Inhalte, die sich aus der Besonderheit der professionellen Praxis (Rolle) ergeben. Bei der professionellen Praxis handelt es sich überwiegend um ein interaktives Geschehen, bei dem der Supervisand (Person) einer anderen Person (Kollege, Mitarbeiter, Patient, Klienten) in einem institutionalisierten Rahmen (Organisation) begegnet oder sie zu verändern versucht. Daraus ergibt sich, dass in der Supervision zum einen personale Muster (Emotions-, Deutungs- und Handlungsmuster) der Supervisanden, die in der Interaktion mit anderen Personen virulent werden, bearbeitet werden (vgl. Schreyögg 2010, S. 24). Zum anderen findet Supervision nicht in einem sozialen Vakuum statt. Der Supervisand steht mit den Themen, die sich aus seinem Arbeits-, Ausbildungsfeld, in der Organisation ergeben, in einem unmittelbaren Zusammenhang auch in der Supervision. Die eingebrachten Themen können ohne einen organisationsbezogenen, organisationsabhängigen Hintergrund nicht weitgreifend genug thematisiert werden (vgl. Schreyögg 2010, S. 25).

Supervisand und die Organisation stehen in einer Interdependenz, in einer Verflechtung, der Supervisand handelt nicht nur nach seiner Biographie oder seiner Sozialisation, sondern er handelt vor dem Hintergrund „seiner" Organisation, die auch die Regeln der Handelnden bestimmt. Das führt dazu, dass die Zugehörigkeit zu einer Organisation Menschen verändern kann. Gleichzeitig, obwohl Organisationen schwerfällig sind, können auch sie sich unter der Interaktion mit einer Person wandeln (vgl. Bauer 2012, S. 185). Die Dimensionen des Lernens in der Supervision machen die Abhängigkeiten, Bezüge und Beeinflussungen, die zwischen Supervisand, Organisation und Thema zu beobachten sind, deutlich.

4.2 Supervision als Prozessberatung

Nach Schibli und Supersaxo (2009) ist der Supervisionsprozess gekennzeichnet durch die Dynamik, die sich zwischen den Beteiligten abspielt. „Die Verantwortung für die Entscheidung und die Lösung liegen bei dem Supervisanden. Der Berater ist für den professionellen Verlauf des Beratungsprozesses verantwortlich." (Schibli/Supersaxo 2009, S. 36) In der Prozessberatung liegt der Schwerpunkt auf dem Geschehen, auf dem Miteinander der Beteiligten. Im Besonderen ist damit die Beziehungsgestaltung zwischen Supervisand und Supervisor gemeint.

Der Supervisionsprozess lässt sich in Phasen unterteilen, die den jeweils diese Phase leitenden und begleitenden Aspekt betonen. Sie dienen sowohl dem Supervisor als auch dem Supervisanden als Stütze und Hilfestellung, zeigen den strukturellen Verlauf einer Veränderung und geben Hinweise auf die emotionalen Aspekte des Entwicklungsprozesses (vgl. Schibli/Supersaxo 2009, S. 40).

Nach Schibli und Supersaxo (2009) gibt es verschiedene Phasenmodelle, z.B. Gordon und Lippitt (1999), Kurt Lewin (1986) und Möller (2012), die alle eine Strukturierungshil-fe bieten und sich sowohl an den gesamten supervisorischen Prozess mit einem Team oder einer Einzelperson als auch an jede einzelne Sitzung und jede einzelne thematische Bearbeitungssequenz anlegen lassen (vgl. Schibli/Supersaxo 2009, S. 39f).

Schibli und Supersaxo (2009) selbst beschreiben ein Phasenmodell, welches sich an jenes von Fatzer und Eck (1990) anlehnt und fünf Phasen beinhaltet: Einstieg, Kontrakt, Diagnostik und Zielerarbeitung, Intervention und Abschluss (vgl. Schibli/Supersaxo 2009, S. 39f).

Die **Einstiegsphase** dient der Vorbereitung des Beratungsauftrags. In dieser Phase werden zum einen die Bearbeitungsinhalte und Erwartungen geklärt und festgelegt. Zum anderen bildet sie die Grundlage des gegenseitigen Kennenlernens und des Aufbaus gegenseitigen Vertrauens (vgl. Schibli/Supersaxo 2009, S. 41).

In der **Kontraktphase** werden die Erwartungen der Supervisanden und das Angebot des Supervisors aufeinander abgestimmt. Es ist eine wichtige Phase des Supervisionsprozesses, da sie den gesamten Beratungsprozess prägt und das genaue Setting, in dem die Supervision stattfinden soll, festlegt (vgl. Schibli/ Supersaxo 2009, S. 43).

Die **Diagnostik und Zielerarbeitungsphase** hat die Beschreibung des Problems des Supervisanden im Zentrum. Der Supervisand schildert seine Sicht der Dinge und wird durch die Fragen des Supervisors unterstützt, die Darstellung der eigenen Wirklichkeit genauer zu erläutern. Daten werden gesammelt und zusammengetragen, wobei das Wesentliche die Kommunikation des Sachverhaltes ist. In dieser Erkundungsphase werden positiv formulierte Zielsetzungen ausgehandelt und auf Ressourcen zurückgegriffen (vgl. Schibli/Supersaxo 2009, S. 48). Möller bezeichnet ein Problem als dann gut definiert, wenn die „Ist-Soll-Diskrepanz klar beschrieben ist und lediglich die Wege der Problemlösung noch gefunden werden müssen" (Möller 2012, S. 77).

Die **Interventionsphase** beginnt in der Diagnose-, Zielerarbeitungsphase, da jede Frage (aktives Zuhören, Geben von Denkanstößen) des Supervisors bereits eine Intervention ist. Sie ist geprägt von Verarbeitung und Veränderung, da verschiedene Lösungsmöglichkeiten erarbeitet und nach bestimmten Kriterien verglichen werden. Daraus ergibt sich der für den Supervisanden geeignete Weg, seine Lösung. Der Supervisand lernt seine Meinung zu äußern, Bedürfnisse zu überprüfen und Stellung zu beziehen (vgl. Schibli/Supersaxo 2009, S. 50).

In der **Abschlussphase** liegen die Ergebnisse der vereinbarten Zielsetzungen vor. Eine Evaluation des Gesamtprozesses findet im Hinblick auf die Veränderungen bezüglich der anfänglich ausgehandelten Themen und Zielsetzungen statt (vgl. Schibli/Supersaxo, S. 51).

Des Weiteren sind nach Schibli und Supersaxo (2009) die einzelnen Supervisionssitzungen dann durch vier Phasen gekennzeichnet: Einstieg, Themenfindung, Bearbeitung und Abschluss (vgl. Schibli/Supersaxo 2009, S. 56).

Die **Beziehungsgestaltung** und das supervisorische Handeln werden durch zwei sich verschränkende Elemente charakterisiert: dem förderlich-haltenden und dem strukturierend-grenzsetzenden. Somit ist die supervisorische Beziehung zum einen geprägt durch eine „Geborgenheitsmatrix", in der sich der Supervisand emotional aufgehoben und verstanden fühlt und zum anderen durch Impulse, die von Seiten des Supervisors zur Veränderung und zum Voranschreiten anregen (vgl. Hechler 2005, S. 302). Diese Verschränkung kann in der Praxis „als eine Pendelbewegung zwischen einfühlender, identifikatorischer Nähe und distanzierend-reflektierendem, objektivierendem Erkennen beschrieben werden" (Hechler 2005, S. 307).

Die hier beschriebene Beziehungsgestaltung lässt sich im Besonderen in einem Einzelsupervisionssetting, in einer Dyade beobachten, findet sich aber auch in gruppensupervisorischen Settings wieder. Die Dyade erweitert sich dann um die Gruppe als Bühne für den Beratungsprozess zwischen Supervisor und Supervisand sowie als multiples Beratungsmodell oder als interaktionistisches Modell, in dem die Gruppenprozesse als Medium des Fallverstehens genutzt werden. Gruppendynamische Prozesse sind dann bei der Beziehungsgestaltung mit zu berücksichtigen (vgl. Weigand 2009, S. 216).

Vertiefend soll an dieser Stelle auf die Gruppe als Bühne für den Beratungsprozess zwischen Supervisor und Supervisand eingegangen werden, da Supervisionen in Ausbildungskontexten auch als Gruppensupervision stattfinden können. Werden in der Gruppensupervision sowohl die Gruppe als Ganzes als auch die Beziehungsqualitäten der Einzelnen gesehen, kann sich ein Prozess entfalten.

> „Eine Gruppe ist wie jeder soziale Prozess selbstreferenziell oder rückbezüglich: Alles, was die Beteiligten tun, denken und fühlen, steht nicht *nur* mit den inneren Zuständen der einzelnen Mitglieder und nicht nur mit den äußeren Rahmenbedingungen der Gruppe in Beziehung, sondern auch mit sich selbst." (Schattenhofer 2009, S. 19, herv. i. O.)

Dieser Prozess kann bei der Bearbeitung eines Themas zum einen eine Vielzahl verschiedener Perspektiven ermöglichen, wodurch sich Problemstellungen leichter lösen lassen und zum anderen ermöglicht er den Prozess der Spiegelung. Als Spiegelung wird bezeichnet, wenn Gruppenmitglieder in der Supervision Verhaltensweisen an den Tag legen, die sie sonst auch in Arbeitsprozessen zeigen.

Diese Verhaltensweisen können dann in der Supervision aufgegriffen und Alternativen erarbeitet werden.

Zusammenfassend kann die Funktion der Gruppe zum einen sein, dass Einzelne aus der Gruppe als Vermittler auftreten bzw. ihre Wirklichkeitskonstrukte der Gruppe und der Problembearbeitung zur Verfügung stellen. Möglich ist aber auch, dass dadurch Mehrheiten sich bilden, die Dyade sich auflöst und neue Verhältnisse entstehen. (vgl. Kühl 2008, S. 74ff)

4.3 Supervisionsmodelle in Ausbildungskontexten

Bereits in den 20er-Jahren des letzten Jahrhunderts wurde im Berliner Psychoanalytischen Institut zur Entwicklung fachlicher Kompetenz die Kontrollanalyse eingeführt. Daraus entwickelte sich die bis heute in vielen Supervisions-, Therapie- und Beratungsausbildungen existierende ausbildungsbegleitende Supervision, in Form von Lehrsupervision oder Ausbildungssupervision (vgl. Rappe-Giesecke 2009, S. 2). Lernprozesse, wie sie in einer therapeutischen Ausbildung durch Supervision begleitet werden, stellen eine Ergänzung und Bereicherung - und damit einen Beitrag zur Qualität der Ausbildung dar. Der Psychotherapiebeirat hat 2009 in seinen Richtlinien folgende Beschreibung für ausbildungsbegleitende Supervision formuliert: „Die psychotherapeutische Supervision als Ausbildungserfordernis hat daher einerseits die Funktion, die Ausbildungskandidatinnen auf die spätere selbstständige Praxistätigkeit vorzubereiten (Ausbildungsfunktion) und andererseits die Qualität der Tätigkeit zu überwachen (Kontrollfunktion)." (BMG 2009, S. 9)

In Supervisionen, die eine Ausbildungsfunktion haben, kann demnach dem Supervisor eine Kontroll- und auch Bewertungsfunktion hinsichtlich der Praxis zukommen (vgl. Gierlinger-Czerny/Peuerböck 2002, S. 109).

Im Folgenden werden zwei Supervisionsformen, Lehrsupervision und Ausbildungssupervision, vorgestellt, um im Anschluss Schwerpunkte einer Supervision darzustellen, wie sie sich im Rahmen der Begleitung der klinisch-praktischen Kompetenzentwicklung in der Logopädenausbildung abbilden könnte.

Die **Ausbildungssupervision** ist ein Lernsetting, welches im Kontext einer Ausbildung als verbindliches Element stattfindet. Meistens wird es als Gruppensupervision durchgeführt. Es dient der berufsspezifischen Aneignung von Rollen und Handlungskompetenzen und ist in ein übergreifendes Ausbildungssystem integriert. Die Funktion von Ausbildungssupervision ist es, die Arbeit (im Rahmen der Ausbildung) der Supervisanden fachlich zu unterstützen, zu kontrollieren und sie bei der Findung der beruflichen Identität zu begleiten (vgl. Rappe-

Giesecke 2009, S. 5). Ausbildungssupervision findet sich traditionell im Studium der Sozialen Arbeit wieder. Nach Ostertag (2009) werden drei Dimensionen des Lernens miteinander verknüpft: die Reflexion des beruflichen Handelns und der eigenen Person, die Verbindung von Theorie und Praxis und die Entwicklung von Berufsrolle und Identität.

Die **Reflexion des beruflichen Handelns und der eigenen Person** ermöglicht, das eigene Handeln mit Abstand zu betrachten und den individuellen Handlungsspielraum zu erweitern. Die Ausbildungssupervision kann dazu beitragen, „dass sich durch die angeleitete Reflexion des beruflichen Handelns und der eigenen Person eine grundsätzliche Reflexionsfähigkeit entwickelt, die im weiteren Berufsleben generell zur Verfügung steht" (Ostertag 2011, S. 6).

Die **Verbindung von Theorie und Praxis** beinhaltet die Reflexion und Thematisierung der praktischen Wirksamkeit theoretischer Vorannahmen. Das Handeln führt so zu einer professionellen Praxis, da die theoretischen Vorannahmen immer wieder aufs Neue reflektiert und situationsbezogen ergänzt werden (vgl. Ostertag 2009, S. 6).

Die **Entwicklung von Berufsrolle und Identität** bietet die Möglichkeit, die unterschiedlichen Rollen und Erwartungen in einer Ausbildung zu entdecken und seine eigene berufliche Rolle, berufliche Identität zu entwickeln (vgl. Ostertag 2011, S. 6).

In der **Lehrsupervision** werden Supervisoren in Ausbildung von erfahrenen Lehrsupervisoren in einem Einzelsupervisionssetting in ihrer praktischen Tätigkeit begleitet, beraten und geschult (vgl. Hassler 2011, S. 19). Die Funktion der Lehrsupervision ist es, aus dem Supervisor in Ausbildung „einen Lernenden zu machen, der bereit ist, eine begrenzte, jedoch wesentliche Umstellung in seiner Persönlichkeit vollziehen zu wollen" (Wittenberger 1989, S. 20). Nach Kallabis (1989) ist die Funktion der Lehrsupervision erstens: Verstehensprozesse zu fördern, zweitens das Denken in komplexen Zusammenhängen zu fördern und drittens die Erweiterung der Wahrnehmung nach innen und außen anzuregen.

Die **Förderung des Verstehensprozesses** ist die Reflexion der eigenen Person mit den unbekannten Seiten und Mustern sowie deren Wechselwirkungen zwischen Person und Umwelt.

Denken in komplexen Zusammenhängen fördern bezieht sich auf die Tatsache, dass sich nichts isoliert vollzieht, sondern eingebettet ist in ein Gesamtbild, einen sozialen Rahmen. Die Lehrsupervision ermöglicht die Wahrnehmung der Interaktionen und das Erkennen, dass sich diese vor dem Hintergrund spezifischer Situationen, sozialer Bedingungen und biographischer Gegebenheiten vollzieht.

Mit der **Erweiterung der Wahrnehmung nach innen und außen** ist die Reflexionsfähigkeit in Bezug auf die eigene Person (innen) und auf andere (außen) gemeint.

Insgesamt kann der Lehrsupervisionsprozess durch die Aufarbeitung von Szenen des Lehrsupervisanden ein Modell für die eigene Supervisionstätigkeit sein (vgl. Kallabis 1989, S. 212f).

Die Lehrsupervision versteht sich somit als eine Annäherung an eine supervisorische Haltung. Es ist ein Lernort, der „Veränderungen nur anregt, nicht aber bestimmen kann, was als Veränderung anerkannt werden kann und was nicht" (Wittenberger 2014, S. ·1). In einem Spannungsfeld zwischen Beziehungsaufbau und Zuwendung einerseits und einer Lernanforderung andererseits, spannt sie sich auf. Dadurch entwickelt sich eine Wahrnehmungserweiterung und die Fähigkeit der sozialen Auseinandersetzung (vgl. Leuschner 1989, S. 129f).

Ausbildungs- bzw. Lehrsupervision haben demnach wie die Supervision die Veränderungen der Deutungs- und Handlungsmuster des Supervisanden im Blick. Nach Schreyögg (2011) lassen diese sich durch folgende Beratungsaufgaben verändern: kognitiv-orientierte Fachberatung und psychotherapie-ähnliche Beratung (vgl. Schreyögg 2010, S. 27) (Kap. 4.1). Die kognitiv-orientierte Fachberatung analysiert, differenziert, und korrigiert fachspezifische Themen, die es dem Supervisanden ermöglichen, im beruflichen Feld aktualisiert zu agieren. Die psychotherapie-ähnliche Beratung berührt die nicht-rationalen Persönlichkeitsanteile des Supervisanden, in dem die personalen Potenziale erweitert oder verändert werden (vgl. Schreyögg 2010, S. 28).

Supervision, die in einem Ausbildungskontext wie der klinisch-praktischen Logopädenausbildung angesiedelt ist, begleitet die Entwicklung der Handlungskompetenz, der emotionalen Kompetenz (Kap. 3.2 und 3.3) sowie die Veränderungen der Deutungs- und Handlungsmuster. Da die Kompetenzentwicklung als ein dialogischer, sozialer und subjektiver Lernprozess beschrieben wird, entspricht sie dem Vorgehen sowie der inhaltlichen Schwerpunktsetzung der Ausbildungs- und Lehrsupervision. Sie spiegeln im Besonderen, die für die klinisch-praktische Kompetenzentwicklung notwendigen Inhalte, wie Reflexion des beruflichen Handelns, die Verbindung von Theorie und Praxis, die berufliche Identität, Selbstreflexion sowie die Wahrnehmungserweiterung und die Fähigkeit der sozialen Auseinandersetzung wieder.

4.4   Reflexion auf die Fragestellung

In der Logopädenausbildung ist eine berufsbegleitende Supervision die Schar-nierstelle zwischen Kompetenzentwicklung und dem logopädisch-therapeuti-schen Arbeiten (mit realen Patienten) in der Ausbildung. Diese Supervision soll zur Reflexion anregen und die Integration der Theorie in das Praxisfeld bewir-ken. Sie hat zum Ziele, die Studierenden in ihrer persönlichen und beruflichen Entwicklung unter Einbeziehung von „Kopf, Herz und Hand" zu unterstützen, zu begleiten und anzuregen sowie den Erwerb der Kompetenzen bzw. der spezifi-schen logopädischen Kompetenzen, wie sie im Kompetenzprofil für die Logo-pädie beschrieben sind, zu begleiten. Das personenbezogene Lernen in der be-rufsbegleitenden Supervision ist für die Logopädenausbildung eine geeignete Methode. Sie existiert bereits und hat sich in ähnlicher Form auch in anderen Kontexten, wie im Studium der Sozialen Arbeit (Ausbildungssupervision), The-rapie- oder Supervisionsausbildungen (Lehrsupervision) etc. etabliert.

Die berufsbegleitende Supervision kann durch den Fokus auf das eigene Handeln in diesen Tätigkeitsfeldern einen Theorie-Praxis-Transfer erreichen und trägt somit erheblich zum Erreichen der Ausbildungsziele insgesamt bei.

5   Theorie – Praxistransfer
Die Ausbildungssupervision+ in der klinisch-praktischen Logopädieausbildung

Der Theorie-Praxistransfer bildet das Kernstück der Logopädieausbildung und dient dem Ziel, die Studierenden zu befähigen, das eigene therapeutische Handeln zu begründen, wissenschaftlich zu hinterlegen, evidenzbasiert zu arbeiten und zu reflektieren. Die dafür spezifischen Kompetenzen sind in dem Kompetenzprofil für die Logopädie hinterlegt und bilden für den Theorie-Praxistransfer in der Ausbildung eine Grundlage (Kap. 2.2). Das Vier-Stufen-Modell zur Kompetenzentwicklung nach Erpenbeck und Sauter (2010) sowie – die theoretisch notwendige Erweiterung um die emotionale Kompetenz – der Identitätstransformationsprozess nach Arnold (1990) stellen eine geeignete theoretische Basis dar, um den Prozess der klinisch-praktischen Kompetenzentwicklung unter Einbezug des Kompetenzprofils und der damit verbundenen unterschiedlichen Methoden zu beschreiben (Kap. 3.3 und 3.4). Gerade die nach Arnold eingeführte Möglichkeit eines Lernbegleiters in diesem Prozess (Kap. 3.3) verdeutlicht die Brücke zu einer begleitenden Supervision in Ausbildungskontexten im Allgemeinen und in der Logopädieausbildung im Besonderen. Der notwendige Theorie-Praxistransfer wird also durch eine berufsbegleitende Supervision initiiert und gestützt, die sowohl Elemente aus der Ausbildungssupervision als auch der Lehrsupervision aufnehmen muss (Kap. 4.3) und die nunmehr als Ausbildungssupervision+ bezeichnet werden soll und als Konzept dargestellt wird.

5.1   Grundlagen des Konzepts der Ausbildungssupervision+

Die Ausbildungssupervision+ ist eine bewusste Verknüpfung von Aktion und Reflexion, in der das Kernelement der Kompetenzentwicklung verankert werden kann. Sie dient der Integration von theoretischem Wissen, praktischem Handeln und der Selbstreflexion und somit dem Theorie-Praxistransfer. Sie erfüllt eine Brückenfunktion zwischen Theorie und Praxis und soll ein Lernfeld für prospektives Probehandeln und reflektierende Rückschau auf die Praxis bieten, sowie den Blick auf die zunächst unsichtbaren Persönlichkeitsanteile, wie Wertmaßstäbe, geschlechterspezifische Verhaltensweisen und Erwartungen etc. der Studierenden erweitern.

Die Ausbildungssupervision+ stellt eine Verbindung aus der Ausbildungssupervision und der Lehrsupervision, wie in Kapitel 4.3 beschrieben, dar und beinhaltet folgende **vier Aspekte**: erstens Reflexion des beruflichen Handelns und der eigenen Person, zweitens Verbindung von Theorie und Praxis, drittens Entwicklung der Berufsrollenidentität und viertens Wahrnehmungserweiterung bzw. Fähigkeit der sozialen Auseinandersetzung.

Sie lässt sich in unterschiedliche **Prozessphasen** unterteilen, die den Beteiligten Struktur und Verlässlichkeit bieten. In Anlehnung an den Prozessverlauf einer Supervision (Kap. 4.2) sind diese: Einstiegs-, Kontrakt- und Zielerarbeitungs-, Interventions- und Abschlussphase. Darüber hinaus findet sich in den einzelnen Ausbildungssupervision+sitzungen der jeweilige Ablauf mit Kontrakt und Themenfindung, Bearbeitung und Abschluss wieder.

Die Ausbildungssupervision+ stellt sich als eine **Triade mit Gruppe** dar, in der Lehrlogopädin, Therapeutin und Co-Therapeutin gemeinsam arbeiten. Hospitanten[1] begleiten den Ausbildungssupervision+prozess, in dem sie ihre Beobachtungen, Assoziationen und Fragen unterstützend einbringen. So können Studierende aus höheren Semestern von ihren Erfahrungen berichten und Studierende aus niedrigeren Semestern daran teilhaben lassen. Ausbildungssupervision+ ist demnach als eine „Triade mit erweiterter Gruppe" zu verstehen. Die Triade setzt sich somit zusammen aus der Lehrlogopädin (1), der Therapeutin (2) und der Co-Therapeutin (3), die Hospitanten stellen die erweiterte Gruppe dar.

Die Ausbildungssupervision+ vollzieht sich in mehreren **Zyklen**, mindestens in vier, die durch die vier Hauptstörungsbereiche der Logopädie gekennzeichnet sind: den Sprach-, Sprech-, Hör- und Schluckstörungen im Kindesalter, den neurologischen Sprach-, Sprech- und Schluckstörungen, den Stimmstörungen und den Redeflussstörungen (vgl. LogAPrO). Damit ist die Ausbildungssupervision+ gekennzeichnet durch unterschiedliche Zyklen, die gemäß den jeweils eigenen Lehrschwerpunkten der Lehrlogopädinnen durchgeführt und begleitet werden. Darüber hinaus ergeben sich auch in den Triaden pro Ausbildungssupervision+zyklus unterschiedliche Personenkonstellationen, die die Flexibilität erfordern, sich immer wieder auf neue inhaltliche, aber auch personenspezifische (Lern-)Situationen einzustellen. Ebenso ist das lehrende Team gefordert, die unterschiedlichen Ausbildungssupervision+zyklen so aufeinander zu beziehen, dass sie höchstmögliche Kontinuität in der Ausbildung im Allgemeinen und der Kompetenzentwicklung im Besonderen ermöglichen.

---

[1]   Als Hospitanten werden im Weiteren Studierende der Logopädie in Ausbildung bezeichnet, die die logopädische Therapie der Therapeutin beobachten und an der Ausbildungssupervision+ teilnehmen.

Die Ausbildungssupervision+ wird durch die personen- und interaktionsspezifischen Besonderheiten der Studierenden sowie der Lehrlogopädinnen, der entsprechenden Beziehung, dem Setting und dem **institutionalisierten Hintergrund** bestimmt. In dieser Konstellation treten in der ausbildungssupervisorischen+ Arbeit automatisch spezifische Themen und Beratungsaufgaben in den Vordergrund. Darüber hinaus wird die Ausbildungssupervision+ in mancher Hinsicht von den jeweiligen Bedingungen des Ausbildungssettings bzw. der geltenden Curricula bestimmt, sodass die Studierenden in der Regel kein Mitbestimmungsrecht haben, mit wem sie welche Belange aushandeln.

In der Ausbildungssupervision+ übernehmen die **Lehrlogopädinnen** die **Rolle** eines Lernbegleiters, -beraters, in dem sie die Studierenden dabei unterstützen, ihre eigenen Lern-, Such- und Probierbewegungen sinnvoll und wirksam zu gestalten (siehe Kap. 3.4). In dieser Funktion haben sie die Aufgabe, beobachtend zu begleiten, die eigenen Wahrnehmungen dem Gegenüber zur Verfügung zu stellen und sie ggf. in fachliche Zusammenhänge zu stellen. Zu dem sollen sie die Studierenden zur Eigenaktivität motivieren, sie anregen und sie dabei unterstützen, dass sich Wissen verfestigen, Interventionsmöglichkeiten erweitern und die Selbstwahrnehmung entwickeln kann. Zu dem bringt auch die Lehrlogopädin, bedingt durch ihre Beobachtungen und ihr Erfahrungswissen Themen ein. Das erfordert von den Lehrlogopädinnen eine hohe Reflexionsfähigkeit bezogen auf die eigene Person, auf das Beziehungs- bzw. supervisorische Geschehen und die damit verbundenen kontextuellen Bedingungen. Das führt für das eigene professionelle Handeln zu der Notwendigkeit, dass die Lehrlogopädinnen kontinuierlich selbst begleitende Beratung in Form einer Balintgruppe (vgl. Otten) oder einer Kollegialen Beratung (vgl. Schlee) etc. in Anspruch nehmen und eine Qualitätssicherung gewährleistet ist.

5.2 Ausbildungssupervision+ in Konkretion

Die Ausbildungssupervision+ scheint in der klinisch-praktischen Logopädieausbildung die geeignete Methode zu sein, um die Kompetenzentwicklung und den notwendigen Theorie-Praxistransfer zu unterstützen. Sie soll ein integraler und verpflichtender Bestandteil der Ausbildung werden und in den ausbildenden Institutionen erfolgen, sowie von den dort Lehrenden durchgeführt werden.

Grundlage der Ausbildungssupervision+ ist eine logopädische Therapie mit realen Patienten, die, sowohl von der Co-Therapeutin und ggf. von Hospitanten durch eine Einwegscheibe, beobachtet wird. An der Sitzung der Ausbildungssupervision+ nehmen neben der begleitenden Lehrlogopädin die Therapeutin und die Co-Therapeutin teil, sowie die Hospitanten als die erweiterte Gruppe.

Die Themen in der Ausbildungssupervision+ ergeben sich aus den Inhalten der Therapiepläne, aus dem Vergleichen und Abwägen verschiedener Therapieansätze, aus den durchgeführten Therapieeinheiten oder Therapieprozessen und deren Weiterführung, aus der Reflexion der Studierenden von durchgeführten oder hospitierten Therapieeinheiten und aus der Beziehungsdynamik zwischen der Studierenden und dem Patienten. Die Themenfindung der Ausbildungssupervision+sitzung ist ein Prozess, der in der Kontrakt- und Themenfindungsphase stattfindet. Berücksichtigt werden Themen der Studierenden und der begleitenden Lehrlogopädin.

Vier grundlegende Aspekte der Ausbildungssupervision+

Ausbildungssupervision+ – bezogen auf die vier grundlegenden Aspekte – stellt sich in der konkreten Situation wie folgt dar:

Die **Reflexion des beruflichen Handelns und der eigenen Person** ergibt sich zum einen durch das Abwägen verschiedener Therapieansätze und die Betrachtung und Korrektur der Therapiepläne. Die Lehrlogopädin gibt schriftlich und/oder mündlich zu dem geplanten fachlich-logopädischen, methodischen, kommunikativen und interaktionistischen Vorgehen eine Rückmeldung. Sie bindet dabei das vorhandene Wissen und die Erfahrungen aus den vergangenen Therapien der Studierenden mit ein. Zum anderen leitet sie die Therapeutin in den Sitzungen der Ausbildungssupervision+ dazu an, auf der Grundlage der Supervisionsfrage (der Therapeutin) reflexiv ihr Handeln und die Beziehungsgestaltung in der logopädischen Therapie zu betrachten. Hierbei sind Frageformen, aktives Zuhören, etc. und eine wertschätzende sowie einfühlende Haltung wesentlich. Wahrnehmungen der Co-Therapeutin und/oder der Hospitanten erhöhen die Perspektivenvielfalt.

Die **Verbindung von Theorie und Praxis** wird durch die enge Verzahnung der theoretisch-wissenschaftlichen Inhalte mit der therapeutisch-fachpraktischen Ausbildung erreicht. Dies erfordert, dass die Lehrlogopädin, die die fachspezifischen, theoretisch-wissenschaftlichen Inhalte vermittelt, auch die Ausbildungssupervision+ durchführt, und dass nach durchgeführter logopädischer Therapie regelmäßig eine Ausbildungssupervision+sitzung stattfindet. So wird die handlungsleitende Theorie auf den realen Therapieprozess und das darin gezeigte Handeln bezogen und das theoriegeleitete Handeln auf die Theorie.

Die **Entwicklung der Berufsrollenidentität** vollzieht sich in der Ausbildungssupervision+ durch die Begleitung der Studierenden mit ihren Erfahrungen als angehende Logopädin. In dieser Rolle ist sie den unterschiedlichen Erwartungen, die von Seiten der Patienten, aber auch der auszubildenden Institution an sie herangetragen werden, ausgesetzt. Die Ausbildungssupervision+ soll ermöglichen, dass die Studierende Abstand gewinnt, um die komplexen Erfahrungen betrachten und die zukünftige Berufsrolle bewusst wahrnehmen zu können. Wahrnehmen im doppelten Sinne: beobachtend-erleben auf der einen Seite, ergreifend-ausfüllend auf der anderen. Hier können sich Rollenspiele anbieten, um die Rolle der Logopädin erfühlen, ausprobieren und ausfüllen zu können.

Die **Wahrnehmungserweiterung und die Fähigkeit der sozialen Auseinandersetzung** entwickelt sich durch die zugewandte Konfrontation. Zugewandte Konfrontation meint, dass die Studierenden eines grundsätzlich mitfühlenden Verstehens bedürfen, z. B. das Gefühl zu erleben, dass sie nicht alleingelassen werden und gleichzeitig die abweichenden, gegensätzlichen Gefühle und Meinungen der Lehrlogopädin erfahren. Die Konfrontation ermöglicht zum einen die Entwicklung der Auseinandersetzungsfähigkeit und zum anderen die Erkenntnis, dass sich aus einer anderen Perspektive die Wahrnehmung verändert. Beides sind wesentliche Fähigkeiten in der Arbeit mit altersunterschiedlichen und beeinträchtigten Patienten.

Phasen der Ausbildungssupervision+

Für die einzelnen Phasen der Ausbildungssupervision+ bedeutet dies im Konkreten:

Die **Einstiegsphase** dient der Vorbereitung der Ausbildungssupervision+. Die Studierenden werden über das Konzept, das Wesen, die Möglichkeiten und die Grenzen der Ausbildungssupervison+ aufgeklärt. Dazu gehören auch die Form des Umgangs mit Benotung und des Umgangs der Studierenden untereinander. Die Phase prägt den gesamten Ausbildungssupervision+zyklus und legt das Setting fest, in dem die Ausbildungssupervision+ stattfinden soll. Diese Phase kann Inhalt eines gemeinsamen Seminars mit den Studierenden und der Lehrlogopädin vor der ersten Sitzung der Ausbildungssupervision+ sein (vgl. Clausen-Söhntgen/Keller 2009, S. 36).

Die **Kontrakt- und Zielerarbeitungsphase** steht am Beginn eines Ausbildungssupervision+zykluses. In ihr werden individuell, positiv formulierte Zielsetzungen vereinbart. Aufgaben und Ziele werden verdeutlicht, d. h. ein Ausbildungssupervision+vertrag für die Dauer der Begleitung der Studierenden wird vereinbart. Er beinhaltet eine formale (Zeit, Ort, Raum etc.) und eine inhaltliche (Fach- und Personalkompetenz) Ebene. Dazu gehört auch, dass die Studierenden vor den einzelnen Ausbildungssupervision+sitzungen eigenständig an Hand eines Reflexionsbogens (Anhang 1, S. 70) die Therapieeinheit reflektieren sollen. Die Ziele werden während der Zeitdauer des gesamten Prozesses berücksichtigt, z. B. werden Rückmeldungen zu Teilschritten gegeben und/oder Zwischenauswertungen eingeplant.

Die **Interventionsphase** beginnt in der Kontrakt- und Zielerarbeitungsphase. Sie ist geprägt von Verarbeitung und Veränderung. Die Studierenden erarbeiten sich an Hand ihrer inhaltlichen und persönlichen Fragestellungen unterschiedliche Interventions- und Lösungsmöglichkeiten. Sie vergleichen und passen sie an und gewinnen zunehmend die Möglichkeit, ihre Therapeutenpersönlichkeit zu entwickeln. In dieser Phase werden bei Bedarf Problemstellungen der Studierenden in den Sitzungen der Ausbildungssupervision+ experimentell in Rollenspielen bearbeitet.

In der **Abschlussphase** findet ein Rückblick auf den gesamten Ausbildungssupervision+zyklus statt. Die Studierenden verbalisieren die Veränderungen bezüglich wiederkehrender Themen und Zielsetzungen, sie reflektieren ihre Entwicklung ihrer Therapeutenpersönlichkeit. Die Lehrlogopädin gibt ein abschließendes, wertschätzendes differenziertes Feedback, Hinweise, was in den kommenden Ausbildungssupervision+zyklen weiter beachtet oder entwickelt werden könnte sowie einen Ausblick auf die berufliche Tätigkeit. Sie regt an, ein Lerntagebuch zu führen, in welchem die Studierenden ihre Erfahrungen, welche sich aus dem Ausbildungssupervion+zyklus, bezogen auf sich selbst und den Patienten, ergeben haben, niederschreiben.

Funktionen der Lehrlogopädinnen in der Ausbildungssupervision+

Die Lehrlogopädinnen haben in der Ausbildungssupervision+ mehrere Funktionen und Rollen, in denen sie unterschiedliche Lernprozesse begleiten. Zum einen müssen sie die Studierenden dazu anleiten, dass sie das theoretische Wissen durch die Anwendung in der Praxis verknüpfen und vertiefen. Daraus ließe sich ableiten, - da sich konkret gelernte Handlungsmuster leichter bewerten lassen - dass nur eine sachlich, kognitiv-orientierte Fachberatung stattfindet. Zum anderen aber begleiten die Lehrlogopädinnen die Studierenden in den logopädischen Therapieprozessen und fördern deren Reflexionsfähigkeit. Dies erfordert in der Ausbildungssupervision+arbeit die Auseinandersetzung der Studierenden mit ihren Emotions-, Deutungs- und Handlungsmustern und beinhaltet psychotherapie-ähnliche Inhalte, auf die nicht verzichtet werden kann. Die Ausbildungssupervision+ muss somit aus einer kognitiv-orientierten und einer psychotherapie-ähnlichen Begleitung bestehen.

Institutionalisierter Kontext in dem Ausbildungssupervision+ stattfindet

Neben den unterschiedlichen Rollen, die die Lehrlogopädinnen ausfüllen, ist die logopädische Therapie und Ausbildungssupervision+ eingebettet in den jeweiligen institutionalisierten Kontext, den die Lehrlogopädin in der Ausbildungssupervision+ zu berücksichtigen hat. So gilt es, die institutionalisierten Kontexte und die sich dadurch auslösenden Gegebenheiten, Interaktionen zu verstehen. Spezifische Bedingungen und Anforderungen, denen die Studierenden in dem institutionellen Kontext (Kliniken etc.) ausgesetzt sind, können alte Regelsysteme und Autoritätsbeziehungen wachrufen und die Interaktion mit Mitgliedern des institutionalisierten Kontextes (interdisziplinäres Team), als auch die Arbeit mit dem Patienten erschweren und behindern.

Die Studierende, die z. B. an der Hochschulambulanz einen Patienten behandelt, als auch der zu behandelnde Patient finden sich in einem scheinbar unübersehbaren institutionalisierten System (Universitäts-Klinik-Kontext) wieder. Die Heilung des Patienten ist an den Ambulanz- *und* den Ausbildungskontext gebunden, d. h. auch an die Interaktion und Kommunikation mit dem interdisziplinären Team. Jede logopädische Interaktion ist nicht nur Teil eines Lernprozesses im Ausbildungskontext (der angehenden Logopädin), sondern auch ein Teil des gesamten Heilungsprozesses des Patienten. Den logopädisch-therapeutischen Auftrag kann die Studierende demnach nur erfüllen, wenn sie die Bedingungen und Anforderungen des institutionellen Kontextes und des Patienten versteht und in der Lage ist, mit der Lehrlogopädin, der Co-Therapeutin und dem interdisziplinären Team der Ambulanz in einen beruflichen Interaktionsprozess zu treten.

Die Ausbildungssupervision+ soll hier auch die Reflexion der eigenen Person und die Wahrnehmungserweiterung anregen und die Möglichkeit eröffnen, ausgelöste Reaktionen auf den Kontext der Institution und die damit verbundenen Auswirkungen auf die eigene Arbeit zu beziehen. Dies ist für die spätere logopädische Arbeit in Institutionen wesentlich.

5.3 Diskussion des Konzepts der Ausbildungssupervision+ vor dem Hintergrund der AusbildungssupervisionER[2] im Modell-Bachelorstudiengang (B.Sc.) Logopädie an der medizinischen Fakultät der Friedrich-Alexander-Universität Erlangen-Nürnberg

Der seit Herbst 2011 bestehende, grundständige Modell-Bachelorstudiengang Logopädie ist ein Kooperationsmodell der Berufsfachschule für Logopädie Erlangen mit der medizinischen Fakultät der Universität Erlangen-Nürnberg, der im Herbst 2013 erfolgreich akkreditiert wurde. Der Kern dieses Bachelor Studienganges Logopädie liegt in der Verzahnung der theoretisch-wissenschaftlichen Inhalte und der therapeutisch-fachpraktischen Ausbildung (Anhang 2, S. 71). So werden aktuelle Methoden und Theorien der Logopädie, der medizinisch-

---

[2]   Ausbildungssupervision wie sie in Erlangen stattfindet, im weiteren AusbildungssupervisionEr genannt.

logopädisch relevanten Fächer und der Bezugswissenschaften (oberer Kreis) in der praktischen Ausbildung durch „Übungen zur Befunderhebung und Therapieplanung", z. B. in Form von Rollenspielen vertieft (mittlerer Kreis) und finden ihre Anwendung in der evidenzbasierten Praxis, der „Therapie unter fachlicher Aufsicht und Anleitung" (unterer Kreis) (vgl. FAU 2013, S. 30).

Die Grundlagen der Ausbildungssupervision+ entsprechen in vielerlei Hinsicht der AusbildungssupervisionER. So wurde bereits bei der Entwicklung des Studiengangs der Aspekt der klinisch-praktischen Kompetenzentwicklung berücksichtigt, in dem „der Schwerpunkt auf einer praxisorientierten therapeutischen Kompetenzentwicklung lag, die durch einen hohen Stundenanteil „Praxis der Logopädie" (Therapie, Diagnostik, Beratung) gewährleistet" (FAU 2013, S. 17) ist. Der hohe Stellenwert der klinisch-praktischen Ausbildung spiegelt sich somit auch im Studienverlaufsplan (Anhang 3, S. 73) durch 7 Praxismodule (Modul 9-14), die insgesamt 70 der 210 ECTS (European Credit Transfer and Accumulation System) ausmachen, wider (vgl. StPO/Logo). Die sieben Module umfassen ein Basismodul, zwei Aufbaumodule, zwei Vertiefungsmodule und ein Praxismodul zur weiteren Vertiefung. Sie bauen sowohl inhaltlich als auch zeitlich aufeinander auf.

Dazu gehört auch die Implementierung der AusbildungssupervisionEr in den Studiengang. Des Weiteren finden sich in dem AusbildungssupervisionEr-Modell das Triaden-Setting mit der Erweiterung um die Gruppe der Hospitanten, die Einbindung in einen institutionalisierten Kontext durch die Anbindung an die medizinische Fakultät sowie der strukturierte Verlauf der AusbildungssupervisionEr-zyklen in Prozessphasen wieder. Während der Ausbildung in Erlangen durchlaufen die Studierenden mindestens fünf AusbildungssupervisionEr+zyklen (zwei Zyklen im Bereich der Sprach-, Sprech-, Hör- und Schluckstörungen im Kindesalter, einen im Bereich der neurologischen Sprach-, Sprech- und Schluckstörungen, einen im Bereich der Stimmstörungen und einen im Bereich der Redeflussstörungen).

Die Lehrlogopädinnen, die überwiegend einen akademischen Abschluss haben, sind jeweils auf ein bestimmtes Fachgebiet spezialisiert. Sie vermitteln zum einen die theoretischen Inhalte und zum anderen leiten sie die fachlich entsprechende AusbildungssupervisionEr. Sie haben langjährige Berufserfahrung und mehrere Team-, Fort- und Weiterbildungen auch für die Begleitung der klinisch-praktischen Ausbildung.

Für die Weiterentwicklung der AusbildungssupervisionEr in Richtung Ausbildungssupervision+ ist es notwendig, dass zum einen eine anerkannte, institutionelle Verankerung das Studiengangs mit seinem Kernelement der Verknüpfung von Theorie und Praxis, einschließlich der Ausbildungssupervision+ an der medizinischen Fakultät - über den Modellstatus hinaus - vollzogen wird.

Zum anderen ist es notwendig, dass das lehrende Team die Inhalte und Schwerpunkte der unterschiedlichen Ausbildungssupervision+zyklen so aufeinander aufbaut, dass für die Studierenden eine Integration der sich entwickelnden Kompetenzen gegeben ist. Das erfordert eine strukturierte Weitergabe der jeweiligen Fähigkeiten, Besonderheiten, aber auch der Entwicklungsnotwendigkeiten der Studierenden an die Lehrende des nächsten Ausbildungssupervision+zyklus.

Zuletzt gilt es, die hohe Bereitschaft der Lehrlogopädinnen an Fort- und Weiterbildungen zu unterstützen und im Sinne von Fallbesprechungen und Teamsupervision anzuregen und zu erweitern. Die vielfältigen Anforderungen, die mit einer Ausbildungssupervision+ verbunden sind, können im Sinne weiterer Angebote die Selbstreflexion und die Psychohygiene begleiten und so die Erweiterung der eigenen Kompetenzen unterstützen.

5.4   Grenzen der Ausbildungssupervision+

Die Ausbildungssupervision+ hat auch ihre Grenzen. Diese ergeben sich erstens durch die komplexe Rollenstruktur, in der sich die Lehrlogopädinnen im Ausbildungssupervision+setting wiederfinden, zweitens durch die unterschiedlichen Voraussetzungen, Ressourcen, die die Studierenden mitbringen, drittens durch die institutionelle Anerkennung und Verankerung der Ausbildungssupervision+ und viertens durch die Kompetenz der Lehrlogopädinnen.

Die komplexe Rollenstruktur wird deutlich, da die Ausbildungssupervision+ in mehreren interagierenden Systemen stattfindet: dem der Studierenden, dem der supervidierenden Lehrlogopädin, dem des Patienten und dem der ausbildenden Institution (institutioneller Kontext). Zusätzlich ist die Ausbildungssupervision+ durch die Anfängersituation der Studierenden geprägt, die zum einen in den eigenen Prozess ihrer Kompetenzentwicklung eingebunden sind und zum andern ihre Aufmerksamkeit als angehende fachlich noch unsichere Logopädin auf die Begleitung und Förderung des Patienten richten müssen. Für die Lehrlogopädin bedeutet dies, dass sie sowohl die Kompetenzentwicklung der Studierenden begleitet als auch gleichzeitig Verantwortung für die adäquate Therapie der Patienten trägt. Als weiterer Punkt muss berücksichtigt werden, dass die Lehrlogopädin Vorgesetzten-ähnliche Funktion inne hat, in der sie kontrollieren und bewerten muss, d. h. sie lehrt, supervidiert und muss am Ende prüfen. Diese unterschiedlichen Rollen können zu einer Rollenkonfusion führen und die aufgezeigten Bedingungen, wie die postulierte Studierendenorientierung und das Anschlusslernen verdrängen.

Zweitens stellen die unterschiedlichen Voraussetzungen und Erwartungen, die die Studierenden in die Ausbildung mitbringen, eine weitere Grenze dar. Jede Studierende beginnt ihren Lernprozess in der Ausbildungssupervision+ aufgrund ihres jeweiligen eigenen Hintergrundes hinsichtlich Kenntnisse, Kompetenzen und biographischen Erfahrungen an einer anderen Stelle. Neben der Tatsache, dass Einzelne erkennen, dass die Tätigkeit der Logopädin nicht ihren Berufsvorstellungen entspricht, kann der verpflichtende Aspekt von den Studierenden als Zwang zur Reflexion verstanden werden und so die Möglichkeit zum eigenen persönlichen Wachstum nicht wahrgenommen werden. Zum anderen können auch Hemmungen sich zu öffnen oder das Bedürfnis, den vermeintlich sicheren Hafen der Theorie nicht verlassen zu wollen, zu Widerständen führen, die die notwendige Suchbewegung für die Lernerfahrungen limitiert.

Drittens erfordert die Ausbildungssupervision+ eine Akzeptanz, eine Integration der Ausbildungssupervision+ in organisatorische und institutionelle Kontexte. Die drei aufeinander bezogenen Aspekte der Ausbildungssupervision+ (Person, Rolle, Organisation) (Kap. 4.1.2; Abb. 5) machen dies deutlich. Da ein Großteil der Ausbildungsrealitäten durch gesetzgebende Instanzen (z.B. Bildungsauftrag, Gesundheitsversorgung, Gesundheits- und Wissenschafts-/Bildungsministerien und Kostenträger, wie Krankenkassen etc.) vorgegeben und festgelegt werden, spiegelt sich dies auch im Kontext der Ausbildungssupervision+ wider. Ohne ein klares Bekenntnis der beteiligten und entscheidenden Organisationen zur verpflichtenden klinisch-praktischen Ausbildung in der Logopädie wird eine Ausbildungssupervision+ nicht fachadäquat umzusetzen sein.

Viertens kann die Ausbildungssupervision+ ihre Grenzen durch die Lehrlogopädinnen erfahren. Lehrlogopädinnen haben in der Regel zunächst einmal die Ausbildung als Logopädin. Für die Lehrtätigkeit liegen keine verbindlich geregelten Ausbildungsrichtlinien vor. Das, was in der Lehre von ihnen erwartet wird, haben sie sich durch berufsbegleitende Fort- und Weiterbildungen, Erfahrung und learning by doing angeeignet. Sie sind in der Regel keine Supervisorinnen und führen auf ihrem jeweils eigenen logopädischen Hintergrund Ausbildungssupervison+ durch.

Auch wenn externe Lehrlogopädinnen oder Supervisorinnen mit der Ausbildungssupervision+ betraut werden, bleibt das Interaktionsgefüge immer anfällig, da im Gefüge ein deutliches Gefälle auf der Kompetenz- und Machtebene besteht und eine persönliche Öffnung der Studierenden als Kränkungsrisiko erlebt und zur Abwertung durch die Lehrlogopädin/Supervisorin führen kann. Das Modell bringt eine Vielzahl an Fokussierungs- und Interventionsmöglichkeiten, aber auch Übertragungs- und Gegenübertragungsphänomenen mit sich, die die Gefahr in sich bergen, die Studierenden nicht professionell begleiten zu können. Anzustreben wäre jedoch eine möglichst angstfreie Situation, die eine freie, kreative und potentialaktivierende Entwicklung auf fachlicher und personaler Ebene durch vertrauensbildende und Angst abbauenden Maßnahmen ermöglicht. Eine professionelle Qualitätssicherung erfordert zum einen ein klares Anforderungsprofil für die Tätigkeit als Lehrlogopädin, zum anderen die Begleitung der Lehrlogopädinnen durch systematische Unterstützung bei der Weiterqualifikation und bei Team- und Fallbesprechungen.

5.5 Ausbildungssupervision+ und Kompetenzentwicklung

Die Ausbildungssupervision+ hat eine Brückenfunktion zwischen Theorie und Praxis. Sie bietet ein Lernfeld für prospektives Probehandeln und reflektierender Rückschau auf die Praxis und erweitert den Blick auf die zunächst unsichtbaren Persönlichkeitsanteile, wie Wertmaßstäbe und Erwartungen etc. Damit unterstützt die Ausbildungssupervision+ die Kompetenzentwicklung, wie sie Erpenbeck/Sauter (2010) beschreiben. Sie wird als ein Lernprozess verstanden, in welchem sich die Studierenden Wissen, Werte und Fähigkeiten, verbunden mit einem verändertem Verhalten, aus dem sich Handlungskompetenz entwickeln kann, aneignen. (Kap. 3.2) Ausbildungssupervision+ begleitet die Stufe der Wissensaneignung, in dem sie die Entwicklung eines kritisch- reflexiven Verständnisses von Theorien und Methoden fördert. Die Stufe der Wissensverarbeitung unterstützt sie, indem sie die Sicherung des Wissens mit dem Ziel der Entwicklung von Handlungskompetenz für das Lösen zukünftiger beruflicher Aufgaben unterstützt. Die Stufe des Wissenstransfers in die Praxis begleitet sie, in dem sie die Studierenden bei der Überwindung erster logopädischer realer Herausforderungen und Problemstellungen begleitet, sowie den systematischen Austausch von Erfahrungswissen unterstützt und in einem Kommunikationsprozess weiterentwickelt.

Darüber hinaus unterstützt die Ausbildungssupervision+ die Entwicklung der emotionalen Kompetenz, indem sie die reflexive Erkenntnis eigener Deutungs- und Emotionsmuster unterstützt sowie Differenzerfahrungen und ihre reflexive Verarbeitung ermöglicht. Zusammenfassend kann festgehalten werden, dass die Ausbildungssupervision+ vor diesem Hintergrund die Kompetenzentwicklung in der klinisch-praktischen Logopädieausbildung unterstützt und eine geeignete Methode zur Begleitung des Kompetenzentwicklungsprozesses darstellt.

6   Fazit

Die Eingangsfrage war, wie kann die Ausbildungssupervision die klinisch-praktische Kompetenzentwicklung in der Logopädieausbildung, wie sie im Kompetenzprofil für die Logopädie beschrieben ist, begleiten. Das Kompetenzprofil für die Logopädie (vgl. Rausch) spiegelt die notwendigen beruflichen und persönlichen Fähig- und Fertigkeiten wider, die Logopädinnen in ihrer beruflichen Tätigkeit brauchen und die während der Ausbildung erworben und geschult werden sollen. (Kap. 2.2) In der Arbeit konnte gezeigt werden, dass das Kompetenzprofil die Basis der Kompetenzentwicklung darstellt, die allerdings neben der Aneignung fachlichen Wissens eine Erweiterung um die Entwicklung der emotionalen Kompetenz erfordert. (Kap. 3.3) Es konnte auch gezeigt werden, dass Kompetenzentwicklung gelingen kann, wenn Wechselbeziehungen und Kommunikation zwischen den Lernenden untereinander und zwischen Lernenden und Lehrenden möglich sind. Und, wenn eine hohe Flexibilität bezogen auf den Lernprozess gegeben ist, Offenheit im Umgang mit den Lernenden besteht, eine Vielfalt an Informationen, Eindrücken und Erfahrungen gesammelt werden können sowie eine selbstorganisierte und stete Weiterentwicklung gegeben ist. (Kap. 3.2)

Ausbildungssupervision+ unterstützt die Studierenden dabei theoretisches Wissen, praktisches Handeln und Selbstreflexion mit Blick auf ein professionelles Handeln, auf die Entwicklung einer Berufsidentität und auf eine reflexive Wahrnehmungserweiterung sozialer Auseinandersetzungen zu verbinden (Kap. 5.1)

Es ist ein Instrumentarium, das sich durch die gezielte und gesteuerte Verzahnung von Theorie und Praxis auszeichnet. Dadurch wird den Studierenden reflexives Handeln ermöglicht, neue Perspektiven werden ihnen aufgezeigt. Sie werden dabei unterstützt, persönliches Handlungswissen zu entwickeln. Berufliche Handlungssicherheit wird gefördert, professionelles Selbstverständnis gestärkt, die Selbstreflexion begleitet und geschult. Die Ausbildungssupervision+ unterstützt, stärkt und regt die klinisch-praktische Kompetenzentwicklung in der Logopädieausbildung an, sowie sie darüber hinaus im Besonderen einen Zugang zu deren emotionalen Aspekten ermöglicht. Die Ausbildungssupervision+ unterstützt die Studierenden, ihre berufliche Identität zu entwickeln, Kommunikationsprozesse zu verstehen und eigene intrapsychische Prozesse bei der Beziehungsgestaltung mit Patienten zu reflektieren.

Die Ausbildungssupervision+ ermöglicht demnach nicht nur eine vielfältige und ganzheitliche Begleitung der Studierenden in ihrem Kompetenzentwicklungsprozess, sondern unterstützt, stärkt und regt diesen an. So sollte die Ausbildungs-

supervision+ ein unabdingbarer und integraler Bestandteil der Logopädieausbildung sein und bleiben. Sie stellt ein geeignetes Instrumentarium zur Erreichung
der Ziele der Logopädieausbildung dar und dient somit dem geltenden Kompetenzprofil der Logopädie. Darüber hinaus lässt sie sich in den Kontext einer
Hochschule hochschuldidaktisch einbinden und, wie durch das AusbildungssupervisionEr dargestellt, umsetzen.

Das hier beschriebene Ausbildungssupervision+konzept lässt zwei Fragen offen,
die an dieser Stelle noch diskutiert werden sollen. Erstens welche Methoden die
Ausbildungssupervision+ unterstützen. Das beschriebene Konzept stellt die Be-
standteile der Ausbildungssupervision+ dar und eröffnet mehrere Möglichkeiten
der detaillierten methodischen Umsetzung. Vorstellbar wären in diesem Zusammenhang die Themenzentrierte Interaktion (TZI) nach R. Cohen (vgl. Lange-
maack), die Transaktionsanalyse (TA) nach Berne (vgl. Berne) oder das Vier-
Seiten-Modell nach Schulz von Thun (vgl. Schulz von Thun). Allen ist gemein,
dass Lernen in sozialen Gruppen, im Kontakt mit anderen stattfindet und soziale-
emotionale Bedürfnisse, individuelle Interessen und die Perspektivenvielfalt
berücksichtigt werden. All diese Aspekte unterstützen die Zielsetzung der Aus-
bildungssupervision+.

Zweitens die Frage der Wirksamkeit der Ausbildungssupervision+. Da der Fokus
der Befassung darauf lag zu zeigen, dass die Ausbildungssupervision+ durch die
vier Aspekte (Reflexion des beruflichen Handelns und der eigenen Person, Verbindung von Theorie und Praxis, Entwicklung der Berufsrollenidentität und
Wahrnehmungserweiterung bzw. Fähigkeit der sozialen Auseinandersetzung)
eine Begleitung und Stärkung der individuell entwickelten Fach-, Personal- und
Handlungskompetenz ermöglicht, musste die Frage, wie wirksam das dargestellte Instrumentarium insgesamt ist, im Rahmen dieser Masterarbeit offen bleiben.

Hier ist anzuregen, dass sich weitergehende wissenschaftliche Forschungen und
Untersuchungen damit aueinandersetzen. Eine gezielte Wirksamkeitsforschung
wird den Stellenwert der Ausbildungssupervision+ in der hochschuldidaktischen
Bildungslandschaft der Gesundheitsfachberufe hervorheben können. So könnte
es gelingen, die heute noch vielerorts als Enklave der in der Bildungslandschaft
bewertete Ausbildungssupervision+ zu bewahren und als verpflichtendes Instrumentarium in der Logopädieausbildung zu implementieren.

7 Literaturverzeichnis

Arnold, R. (1985): Deutungsmuster und pädagogisches Handeln in der Erwachsenenbildung. Bad Heilbrunn/Obb

Arnold, R. (1990): Erwachsenenbildung zwischen Deutungshilfe und Deutungsnot-stand. Hinweise zur Entwicklung eines integrativen Bildungs- und Professionalitätsmodells in der Erwachsenenbildung. In: Zeitschrift für Berufs- und Wirtschaftspädagogik. Stuttgart. Band 86, Heft 4, S. 297-308

Arnold, R. (2003): Emotionale Kompetenz und emotionales Lernen in der Erwachsenenbildung. Schriftreihe: Pädagogische Materialien der Universität Kaiserslautern. Heft Nr. 18. Kaiserslautern

Arnold, R. (2005): Die emotionale Konstruktion der Wirklichkeit. Beiträge zu einer emotionspädagogischen Erwachsenenbildung. Band 44. Baltmannsweiler.

Arnold, R. (2008a): Vorbereitung auf didaktisches Handeln. Studienbrief Nr. EB 0120 des Master-Fernstudienganges Erwachsenenbildung der TU Kaiserslautern. 2. überarbeitete und weiterentwickelte Auflage. Unveröffentlichtes Manuskript. Kaiserslautern

Arnold, R. (2008b): Zugänge zur Pädagogik. Studienbrief Nr. EB 0001 des Master-Fernstudienganges Erwachsenenbildung der TU Kaiserslautern. 3. überarbeitete Auflage. Unveröffentlichtes Manuskript. Kaiserslautern

Arnold, R. (2010): Porträts und Konzeptionen zur Erwachsenenbildung. Studienbrief Nr. EB 0110 des Master-Fernstudienganges Erwachsenenbildung der TU Kaiserslautern. 2. aktualisierte und überarbeitete Auflage. Unveröffentlichtes Manuskript. Kaiserslautern

Arnold, R. (2013a): Systemische Erwachsenenbildung. Die transformierende Kraft des begleiteten Selbstlernens. Baltmannsweiler

Arnold, R. (2013b): Emotionale Kompetenz, emotionales Lernen und emotionale (Selbst-) Führung in der Erwachsenenbildung. Studienbrief Nr. EB 0620 des Master-Fernstudienganges Erwachsenenbildung der TU Kaiserslautern. 1. über-arbeitete Auflage. Unveröffentlichtes Manuskript. Kaiserslautern

Ausbildungs- und Prüfungsordnung für Logopäden (LogAPrO). Ausfertigungsdatum: 01.10.1980. URL: http://www.gesetze-im-internet.de/bundesrecht/logapro/gesamt.pdf (Letzter Zugriff: 13.8.2014)

Bauer, A. (2012): Figuren und ihr Hintergrund: Die Organisation in Erzählungen der Supervision. In: Dinger, W. (Hrsg.): Gruppenanalytisch denken – supervisorisch handeln. Kassel. S. 185-199

Bayerisches Staatsministerium für Unterricht und Kultus (2000): Lehrpläne für die Berufsfachschule für Logopädie. URL: www.isb.bayern.de/download/11776/lp_bfs_logopaedie_01.08.2000.pdf (Letzter Zugriff: 12.08.2014)

Berne, E. (1982): Spiele der Erwachsenen. Psychologie der menschlichen Beziehungen. Hamburg.

Bertrams, A. (2012): Konzepte und Methoden der Supervision. In: Dinger, W. (Hrsg.): Gruppenanalytisch denken – supervisorisch handeln. Kassel. S. 28-59

BIBB Nationale Agentur Bildung für Europa beim Bundesinstitut für Berufsbildung (2009): Europäischer Qualifikationsrahmen für lebenslanges Lernen. Transparenz und Mobilität in Europa. URL: http://www.na-bibb.de/uploads/tx_ttproducts/datasheet/na_eqr_0911_03_ web_01.pdf (Letzter Zugriff: 13.8.2014)

B-L-KS DQR Bund-Länder-Koordinierungsstelle Deutscher Qualifikationsrahmen (Hrsg.)(2013): Handbuch zum Deutschen Qualifikationsrahmen. Struktur-Zuordnung-Verfahren-Zuständigkeiten. http://www.kmk.org/fileadmin/pdf/PresseUnd Aktuelles/2013/131202_DQR-Handbuch__M3_.pdf (Letzter Zugriff: 16.8.2014)

Bundesministerium für Gesundheit (2009): Supervisionsrichtlinien. Kriterien für die Ausübung psychotherapeutischer Supervision durch Psychotherapeutinnen und Psychotherapeuten. URL: http://bmg.gv.at/cms/home/attachments/6/8/3/CH1002/CMS114 43489528 85/supervisionsrichtlinie.pdf

Bundesanzeiger Nr. 180 (2009): Bekanntmachung von Richtlinien über die wissenschaftliche Begleitung und Auswertung von Modellvorhaben nach §4 Absatz 6 Satz 3 des Ergotherapeutengesetzes, §6 Absatz 4 Satz 3 des Hebammengesetzes, §4 Absatz 6 Satz 3 des Logopädengesetzes und §9 Absatz 3 Satz 3 des Masseur- und Physiotherapeutengesetzes. S. 4052-4053. URL: http://www.bundesgesundheits ministerium.de/fileadmin/redaktion/pdf_gesetze/bekanntmachungen/Bekanntmachung-RiLi-Berufsgesetze.pdf (Letzter Zu-griff: 13.8.2014)

Clausen-Söhngen, M. (2012): Ausbildungssupervision. (Ein) Blick in drei Ebenen. In: Therapie Lernen. Zeitschrift für Lehrende und Lernende. Ergotherapie, Logopädie, Physiotherapie. Bremen. Jg. 1, Heft 1, S. 36-47

CPLOL Comité Permanent de Liaison des Orthophonistes/Logopèdes de l'Union Européenne (2009): Position Statement on Practice Education during Initial Speech and Language Therapy Education Programmes.URL: http://www.cplol.eu/eng/practice-educ_pos_stat.pdf (Letzter Zugriff: 11.08.2014)

Deutscher Berufsverband für Logopädie (dbl) (2014): Studiengangsübersicht: Logopädiespezifisch orientiert. Studiengangsübersicht Logopädie und interdisziplinär aufgebaute Studiengänge/Logopädie. URL: https://www.dbl-ev.de/fileadmin/Inhalte/Dokumete/Bildung_und_Wissenschaftsfoerderung/Studiengangsuebersicht_Logopaediespezifisch.pdf (Letzter Zugriff: 16.8.2014)

Deutsche Gesellschaft für Supervision (DGSv) (2003): Ethische Leitlinien der DGSv. URL: http://www.dgsv.de/wp-content/uploads/2011/08/ethische_leitlinien_2003.pdf (Letzter Zugriff: 22.8.2014)

Dielmann, G. (2013): Zur Diskussion um eine Ausbildungsreform und die Akademisierung der Gesundheitsfachberufe. In: Therapie Lernen. Zeitschrift für Lehrende und Lernende. Ergotherapie, Logopädie, Physiotherapie. Bremen. Jg. 2, Heft 2, S. 6-14

Einsiedler, G. (2006): Emotionale Kompetenz in kooperativen Lernsituationen. Berlin

Erpenbeck, J. / Heyse, V. (1999): Die Kompetenzbiographie. Strategie der Kompetenzentwicklung durch selbstorganisiertes Lernen und multimediale Kommunikation. München

Erpenbeck, J. / Heyse, V. (2007a): Die Kompetenzbiographie. Wege der Kompetenzentwicklung. 2. aktualisierte und überarbeitete Auflage. Münster

Erpenbeck, J / Rosenstiel von, L. (2007b): Handbuch Kompetenzmessung. Erkennen, verstehen und bewerten von Kompetenzen in der betrieblichen, pädagogischen und psychologischen Praxis. 2. Auflage. Stuttgart

Erpenbeck, J. / Sauter, W. (2010a): Kompetenzentwicklung ermöglichen. Studienbrief Nr. EB 01520 des Master-Fernstudienganges Erwachsenenbildung der TU Kaiserslautern. Unveröffentlichtes Manuskript. Kaiserslautern

Erpenbeck, J. / Sauter, W. (2010b): Kompetenzen erkennen und finden. Studienbrief Nr. EB 01510 des Master-Fernstudienganges Erwachsenenbildung der TU Kaiserslautern. Unveröffentlichtes Manuskript. Kaiserslautern

Esser, F. H. (2013): DQR und Kompetenzorientierung in der beruflichen Bildung – Perspektiven aus der Sicht der Ordnungspolitik. In: Seufert, S. / Metzger C. (Hrsg.): Kompetenzentwicklung in unterschiedlichen Lernkulturen. Festschrift für Dietrich Euler zum 60. Geburtstag. Paderborn. S. 322-334

Europäisches Parlament / Europäischer Rat (2008): Empfehlungen des Europäischen Parlaments und Rates zur Einrichtung des Europäischen Qualifikationsrahmens für lebenslanges Lernen. URL: http://www.eu-bildungspolitik.de/uploads/ dokumente_instrumente/2008_ 04_ep_rat_empfehlung_eqr_2008.pdf (Letzter Zugriff: 12.8.2014)

Fatzer, G. / Eck, C. (1990): Supervision und Beratung. Köln

Freud, A. (1936): Das Ich und die Abwehrmechanismen. Frankfurt

Friedrich-Alexander-Universität Erlangen-Nürnberg (FAU) (2013): Akkreditierungsantrag Bachelor-Studiengang Logopädie. Erlangen. Unveröffentlicht

Gesetz über den Beruf des Logopäden (LogopG), Ausfertigungsdatum: 07.05.1980. URL: http://www.gesetze-im-internet.de/bundesrecht/logopg/gesamt.pdf (Letzter Zugriff: 13.8.2014)

Gierlinger-Czerny, E. / Peuerböck, U. (2002): Die vier ungleichen Schwestern. In: Gierlinger-Czerny, E. / Peuerböck, U. (Hrsg.): Auf dem Weg zur Selbstorganisation. Eine Ermutigung neuer Unterrichtswege zu beschreiten. Münster. S. 85-117

Gillen, J. (2006): Kompetenzanalysen als berufliche Entwicklungschance. Eine Konzeption zur Förderung beruflicher Handlungskompetenz. Bielefeld

Hassler, A. (2011): Ausbildungssupervision und Lehrsupervision. Ein Leitfaden fürs Lehren und Lernen. Bern

Hechler, O. (2005): Psychoanalytische Supervision sozialpädagogischer Praxis. Eine empirische Untersuchung über die Arbeitsweise fallzentrierter Teamsupervision. Frankfurt

Hoffschildt, C. (2013): Akademisierung ohne Ausnahme: Logopädie gehört an die Hochschule. In: Forum Logopädie. Zeitschrift des Bundesverbande Logopädie. Frechen. Jg. 27, Heft 1, S. 6-7

Hoffschildt, C. / Winkler, S. (2014): Primärqualifizierende Akademisierung der Logopädie in Deutschland. Argumentationspapier des Deutschen Bundesverbandes für Logopädie e.V (dbl). URL: http://www.dbl-ev.de/fileadmin/Inhalte/Dokumente/der_dbl/Positionspapiere/2014_Primaerqualifiziererde_Akademisierung_der_Logopaedie_in_Deutsch land.pdf (Letzter Zugriff: 17.8.2014)

Jellouschek, H. (1996): Mit dem Beruf verheiratet. Zürich

Kallabis, O. (1989): Vorstellung zu einem Curriculum „Lehrsupervision". Der Zusammenhang von Zielen, Inhalten und Vorgehensweisen im Lehrsupervisionsprozess. In: Boettcher, W. / Leuschner, G. (Hrsg.): Lehrsupervision. Beiträge zur Konzeptionsentwicklung. Aachen. S. 206-223

Kirchhof, S. (2007): Informelles Lernen und Kompetenzentwicklung für und in beruflichen Werdegängen. Dargestellt am Beispiel einer qualitativ-explorativen Studie zu informellen Lernprozessen Pflegender und ihrer pädagogisch-didaktischen Implikationen für die Aus- und Weiterbildung. Münster

Krüger, A. / Degenkolb-Weyers, S. / Post, J. / Tietz, J. (2013): Position des BDSL zur klinisch-praktischen Kompetenzentwicklung in der Logopädie. URL: http://bdsl-ev.de/files/bdsl_klinisch-praktische-kompetenzentwicklung_web.pdf (Letzter Zugriff: 31.8.2014)

Leuschner, G. (1989): Aspekte einer Konzeption von Lehrsupervision. In: Boettcher, W. / Leuschner, G. (Hrsg.): Lehrsupervision. Beiträge zur Konzeptionsentwicklung. Aachen. S. 112-130

Kuhl, S. (2008): Coaching und Supervision. Zur personenorientierten Beratung in Organisationen. Wiesbaden

Langemaak, B. / Braune-Krickau, M. (2000): Wie die Gruppe laufen lernte. Anregungen zum Planen und Leiten von Gruppen. Ein praktisches Lehrbuch. 7. vollständig überarbeitete Auflage. Weinheim

Neumann-Wirsig, H. (2011): Jedes mal anders. 50 Supervisionsgeschichten und viele Möglichkeiten. Heidelberg

Nuissl, E. (2012): Deutungsmusteransatz. In: Schäfer, B. / Dörner, O. (Hrsg.): Handbuch Qualitative Erwachsenen- und Bildungsforschung. Opladen, Berlin, Toronto

Nuissl, E. / Siebert, H. (2013): Lehren an der VHS. Ein Leitfaden für Kursleitende. Bielefeld

Möller, H. (2012): Was ist gute Supervision? Grundlagen – Merkmale – Methoden. Kassel URL: http://www.uni-kassel.de/upress/online/frei/978-3-86219-386-8.volltext.frei. pdf (Letzter Zugriff: 31.8.2014)

Ostertag, M. (2010): Kompetent handeln, das will gelernt sein. Zur Bedeutung von Ausbildungssupervision im Studium der Sozialen Arbeit. In: Sozialmagazin. Die Zeitschrift für Soziale Arbeit. Weinheim. Jg. 35, Heft 12, S. 24-32

Ostertag, M. (2011): Ausbildungssupervision – vergessene Zusammenhänge? In: Journal Supervision. Informationsdienst der Deutschen Gesellschaft für Supervision e. V. DGSv. Köln. Heft 1, S. 5-7

Otten, H. (2012): Professionelle Beziehungen. Theorie und Praxis der Balintgruppenarbeit. Berlin

Pühl, H. / Schmidbauer, W. (1993): Helfen als Beruf, Entfremdung und Supervision. In: Pühl, H. / Schmidbauer, W. (Hrsg.): Supervision und Psychoanalyse. Selbstreflexion für helfende Berufe. Frankfurt. S. 15-27

Rausch, M / Thelen, K. / Beudert, I. (2014): Kompetenzprofil für die Logopädie. Langfassung. Frechen URL: http://www.dbl-ev.de/fileadmin/Inhalte/Dokumente/der_dbl/Der_Verband/Kompetenzprofil_Langfassung_2014.pdf (Letzter Zugriff: 11.08.2014)

Rappe-Giesecke, K. (2009): Supervision für Gruppen und Teams. 4. aktualisierte Auflage. Heidelberg

Reiber, K. (2012): Hochschuldidaktik für gesundheitsbezogene Studiengänge. Theoretische Grundlegung. Tübinger Beiträge zur Hochschuldidaktik. Band 8/1. Tübingen

Scharff Rethfeldt, W. / Heinzelmann, B. (2014): United in Diversity – das NetQues-Projekt zur Logopädieausbildung in Europa. In: Forum Logopädie. Zeitschrift des Bundesverbandes Logopädie. Frechen. Jg. 28, Heft 2, S. 28-33

Schattenhofer, K. (2009): Was ist eine Gruppe? Verschiedene Sichtweisen und Unterscheidungen. In: Edding, C. / Schattenhofer, K. (Hrsg): Handbuch. Alles über Gruppen. Theorie, Anwendung, Praxis. Weinheim. S. 16-42

Schlee, J. (2004): Kollegiale Beratung und Supervision für pädagogische Berufe. Hilfe zur Selbsthilfe. Ein Arbeitsbuch. 1. Auflage. Stuttgart

Schlee, J. (2012): Kollegiale Beratung und Supervision für pädagogische Berufe. Hilfe zur Selbsthilfe. Ein Arbeitsbuch. 3. Auflage. Stuttgart

Schmidt, K. (2012): Kompetenzentwicklung in der Erwachsenenbildung. Lernen im Spannungsfeld von individueller Entwicklung und institutionellem Angebot. 2. Unveränderte Auflage. Saarbrücken

Schreyögg, A. (2010): Supervision. Ein integratives Modell. 5. erweiterte Auflage. Wiesbaden

Schübli, S. / Supersaxo, K. (2009): Einführung in die Supervision. Bern-Stuttgart-Wien

Schüßler, I. (2012): Ermöglichungsdidaktik - Grundlagen und zentrale didaktische Prinzipien. In: Gieseke,W. / Nuissl, E. / Schüßler, I. (Hrsg.): Reflexionen zu Selbstbildung. Festschrift für Rolf Arnold. Bielefeld. S. 131 – 151

Schulz von Thun (2005): Miteinander reden: 1 Störungen und Klärungen. Allgemeine Psychologie der Kommunikation. Sonderausgabe. Hamburg

Siebert, H. (1985): Identitätslernen in der Diskussion. Frankfurt. S. 103 -110

Siebert, H. (2011): Lernen und Bildung Erwachsener. Reihe: Erwachsenenbildung und lebensbegleitendes Lernen. Bielefeld

Ständige Konferenz der Logopädenlehranstaltsleitungen & Fachtagung der Lehrlogopäden (1993) (Hrsg.): Curriculum für die Ausbildung des Logopäden nach Ausbildungs- und Prüfungsordnung für Logopäden in der Bundesrepublik Deutschland (LogAPrO) vom 1. Oktober 1980. 2. überarb. und erw. Auflage. Berlin

Steinhard, K. (2009): Über das Lernen in der Supervision. In: Supervision – Mensch Arbeit Organisation. Weinheim. Heft 1, S. 3-7

Stubner, B. M. et al. (2013): Interdisziplinärer hochschulischer Fachqualifikationsrahmen für Therapeutische Gesundheitsfachberufe in der Ergotherapie, Physiotherapie und Logopädie (FQR-ThGFB) URL: http://hv-gesundheitsfachberufe.de/dokumente/ FQR-ThGFB_Beschluss fassung130614.pdf (Letzter Zugriff: 12.08.2014)

Studien- und Prüfungsordnung für den Bachelorstudiengang Logopädie der Medizinischen Fakultät an der Universität Erlangen – Nürnberg (StPO/Logo). Ausfertigungsdatum   05.10.2011   URL: http://www.uni-erlangen.de/universitaet/ organisation/recht/studiensatzungen/MED/StO-PO-BA-Logopaedie.9Mai2014.pdf (Letzter Zugriff: 13.8.2014)

Thiel, B. (2013): Erfahrungswerte mit Supervision. Gesundheitsförderung bei Lehrkräften durch berufliche Professionalisierung. Hamburg

Wanetschka, V. (2012): Ausbildungssupervision. In: Wanetschka, V. (Hrsg.): Therapie Lernen 1. Sherlock Holmes und Columbo in der Logopädie – Ein struktureller Weg von der Diagnose zum Therapieabschluss-. 2. Auflage. Bremen. S. 68-71

Weigand, W. (2009): Die Gruppe als Resonanzraum und Mitte der Beratung. In: Edding, C. / Schattenhofer, K. (Hrsg): Handbuch. Alles über Gruppen. Theorie, Anwendung, Praxis. Weinheim. S. 209 – 257

Wittenberger, G. (1989): Supervisionsausbildung und Lehrsupervision. In: Boettcher, W. / Leuschner, G. (Hrsg.): Lehrsupervision. Beiträge zur Konzeptionsentwicklung. Aachen. S. 13-26

Wittenberger, G. (2014): Die Bedeutung der Lehrsupervision für den Ausbildungsprozess. In: 4. Newsletter des Fortbildungsinstitutes für Supervision, FIS. Wiesbaden URL: http://www.agm-fis.de/fis/wittenberger.pdf (Letzter Zugriff: 31.8.2014)

8 Anhang

Reflexionsbogen

Die Stichpunkte sollen die Reflexion der durchgeführten logopädischen Therapie anregen und als Vorbereitung für die Ausbildungssupervision+ dienen.

1. Fachwissen / Fertigkeiten (Fachkompetenz):

- Auswahl und Anwendung des gewählten Therapieansatzes.

- Übungsauswahl und Material in Bezug auf den Patienten und die Ziele der logopädischen Therapie

- Instruktionsverhalten (Anleitung der logopädischen Übungen/Aufgaben)

- Eingesetzte Hilfen / Unterstützung des Patienten

- Grad an Transparenz im Patienten-Kontakt

- Flexibilität in der Therapiesituation

- Rahmenbedingungen und Setting, Zeitmanagement

- Thematischer, inhaltlicher Ausblick auf das weitere Vorgehen in der kommenden Therapieeinheit. (Was sind die nächsten angemessenen Ziele im Therapieprozess? Welche Hinweise für deren Umsetzung gibt es?

2. Sozialkompetenzen (Personal Kompetenz):

- Kontaktaufnahme zum Patienten

- Störungs- und entwicklungsspezifische Anpassung an Patienten hinsichtlich Sprechverhalten, Blickkontakt, Mimik

- Reaktion auf Patienten-Bedürfnisse (nonverbal / verbal)

- Grad der Wertschätzung (lobendes Verhalten) dem Patienten gegenüber

- Gesprächsstil / Gesprächsführung / Haltung dem Patienten gegenüber

- Eltern- bzw. Angehörigenberatung, Kontaktaufnahme, Gesprächsführung, Informationsmenge

3. Selbstständigkeit (Personal Kompetenz):

- Momente der Verunsicherung, Irritationen (Was regt der Patient in mir an, was löst er aus? Wie begegne ich ihm?)

- Persönliche Ziele für weitere Therapien

- max. drei Schwerpunkte / Themen für die Ausbildungssupervision wählen

Abbildung 6: Reflexionsbogen

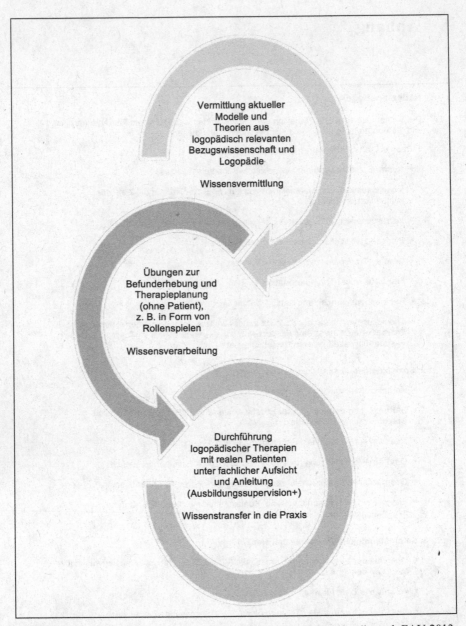

Abbildung 7: Verzahnung von Theorie und Praxis, modifiziert (Quelle: vgl. FAU 2013, S. 30)

Inhalt, Aufbau und Gliederung des Studiums (Studienverlaufsplan)

Modul Nr.	Modulbezeichnung	Lehrveranstaltung	SWS				ECTS
			V	Ü	P	S	
1	Medizinisch-logopädische Aspekte I	Pädiatrie	2				10
		Phoniatrie/HNO I	3				
		Phoniatrie/HNO II	3				
		Neurologie	2				
		Aphasiologie	2				
2	Medizinisch - logopädische Aspekte II	Phoniatrie/HNO III	2	1			7,5
		Psychiatrie (Erwachsenen- u. Gerontopsychiatrie)	2				
		Phoniatrie IV	2	1			
		Kinder-Jugendpsychiatrie	2				
		Medizinische Statistik	1				
3	Spezifische Methoden der Logopädie, Schwerpunkt Pädiatrie	Orofaziale Störungen				2	15
		Phonetisch-phonologische Störungen				2	
		Semantisch-lexikalische Störungen				2	
		Störungen des Sprachverständnisses				1	
		Morphosyntaktische Störungen				3	
		Anamnese, Diagnostik, Intervention			4		
		Gesprächsführung: Elternberatung			5		
4	Spezifische Methoden der Logopädie, Schwerpunkt Neurologie	Aphasie				4	10
		Sprechapraxie				1	
		Dysarthrie				2	
		Dysphagie				2	
		Anamnese, Diagnostik, Intervention im Bereich Neurologie			7		
5	Spezifische Methoden der Logopädie - Schwerpunkt Stimme	Stimmstörungen				5	10
		Laryngektomie				1	
		Anamnese, Diagnostik, Intervention, Gesprächsführung			9		

Nr.	Modul	Thema				Gesamt
6	Spezifische Methoden der Logopädie: Schwerpunkt Redeflussstörung	Redeflussstörungen bei Kindern			3	10
		Redeflussstörungen bei Erwachsenen			3	
		Anamnese, Diagnostik, Intervention, Gesprächsführung		8		
7	Spezielle Aspekte der Logopädie I	Auditive Wahrnehmungsstörungen			2	5
		Cerebralparesen			1,5	
		Lippen-Kiefer-Gaumen Spalten			1,5	
		Therapie Hörstörungen (CI)	2			
8	Spezielle Aspekte der Logopädie II	Regulationsstörungen / Mund-, Ess- und Trinktherapie	1		1	5
		Vertiefung SES			1	
		LRS			2	
		Geistige Behinderung			2	
9	Basismodul Praxis	Kindergarten-Praktikum			❑	5
		Hospitationen			4	
10	Aufbaumodul Praxis I	Praktikum Neurologie			❑	10
		Therapie + Ausbildungssupervision			6	
		Hospitationen			2	
11	Aufbaumodul Praxis II	Therapie + Ausbildungssupervision			12	10
		Hospitation			2	
12	Vertiefungsmodul Praxis I	Hospitation			2	10
		Therapie + Ausbildungssupervision			6	
		Stimmbildung / Sprecherziehung	3		2	
13	Vertiefungsmodul Praxis II	Hospitation			2	15
		Therapie + Ausbildungssupervision			8	
		Außenpraktikum			❑	
14	Praxismodul ausgewählter Störungsbilder	Ambulanzen			2	15
		Therapie + Ausbildungssupervision			6	
		Hospitation			2	
		Praktikum Gehörlosenschule			❑	
		Waldkrankenhaus			2	
		Projekt (Staatsexamen)			4	

Nr	Modul	Veranstaltung						ECTS
15	Bezugswissen-schaften der Logopädie	Linguistik I					3	15
		Linguistik II					2	
		Psychologie I					2	
		Pädagogik					2	
		Einführen in das wissenschaftliche Arbeiten		2				
		Logopädie als Profession					1	
		Linguistik III					2	
		Psychologie II					2	
		Soziologie					2	
16	Geriatrie	Medizinische Grundlagen der Geriatrie	4					2,5
17	Gender and Diversity	Gender Studies und Gesundheitswesen	2					5
		Prävention und Rehabilitation im Gesundheitswesen	2					
		Integration und Teilhabe des behinderten Menschen	2					
18	Recht, Organisation und Professionalisie-rung	Staatsbürger- und Gesetzeskunde					3	10
		Berufskunde					2	
		Medizinethik					2	
		Personal- und Teamentwicklung					2	
		Praxis, Organisation, Management					2	
19	Hören	Gehörlosenpädagogik					2	5
		Hörgeräteakustik		1				
		Audiologie					3	
		Audiologiepraktikum			□			
20	Kommunikation in unterschiedlichen Kontexten	Gesprächsführung/Beratung				2		5
		Schreiben/Lesen				1	1	
		Unterstützte Kommunikation				1		
21	Forschung und Logopädie	Supervision/Balintgruppe/Fallstudien				1	1	10
		Aktuelle logopädische Forschung	2					
		Projektentwicklung, Studiendesign				1		
		Wissenschaftliches Arbeiten				1		
22	Wahlpflichtmodul Schlüsselqualifika-tion					2	3	5
23	BA Arbeit						-	12
	Mündliche Präsentation							3
	Gesamt							210

Abbildung 8: Studienverlaufsplan (Ausschnitt) (Quelle: StPO/Logo 2011, aktualisiert 2014)

Printed in the United States
By Bookmasters